# BIBLIOTHÈQUE MÉDICALE

PUBLIÉE SOUS LA DIRECTION

DE MM.

**J.-M. CHARCOT**
Professeur à la Faculté de médecine
de Paris,
membre de l'Institut.

**G.-M. DEBOVE**
Professeur à la Faculté de médecine
de Paris,
médecin de l'hôpital Andral.

# BIBLIOTHÈQUE MÉDICALE

## CHARCOT-DEBOVE

### VOLUMES PARUS DANS LA COLLECTION

**V. Hanot.** — La Cirrhose hypertrophique avec ictère chronique.

**G.-M. Debove** et **Courtois-Suffit.** — Traitement des Pleurésies purulentes.

**J. Comby.** — Le Rachitisme.

**Ch. Talamon.** — Appendicite et Pérityphlite.

**G.-M. Debove** et **Rémond** (de Metz). — Lavage de l'estomac.

**Seglas.** — Des Troubles du langage chez les aliénés.

**A. Sallard.** — Les Amygdalites aiguës.

**L. Dreyfus-Brisac** et **I. Bruhl.** — Phtisie aiguë.

**P. Sollier.** — Les Troubles de la mémoire.

**De Sinety.** — De la Stérilité chez la femme et de son traitement.

**G. Daremberg.** — Traitement de la Phtisie pulmonaire. 2 volumes.

### POUR PARAITRE PROCHAINEMENT

**G.-M. Debove** et **J. Renault.** — Ulcère de l'estomac.

**Ch. Luzet.** — La Chlorose.

**Yvon.** — Notions de pharmacie nécessaires au médecin.

**L. Capitan.** — Thérapeutique des maladies infectieuses.

**E. Mosny.** — Neurasthénie.

**Auvard** et **Caubet.** — De l'Anesthésie chirurgicale et obstétricale.

**L. Galliard.** — Le Pneumothorax.

**N. Gamaleïa.** — Les Poisons bactériens.

**H. Bourges.** — La Diphtérie.

**Chaque volume se vend séparément.** Relié : **3 fr. 50.**

TRAITEMENT

DE LA

# PHTISIE PULMONAIRE

PAR

G. DAREMBERG

Correspondant de l'Académie de médecine

DEUXIÈME VOLUME

AVEC 5 FIGURES DANS LE TEXTE

PARIS

J. RUEFF ET Cie, ÉDITEURS

106, BOULEVARD SAINT-GERMAIN, 106

1892

# TROISIÈME PARTIE

## TRAITEMENT HYGIÉNIQUE DE LA PHTISIE PULMONAIRE

# CHAPITRE XVI

Sommaire : Alimentation et suralimentation. — Viandes, viande crue, poudres de viande, bouillon, peptones, gélatines. — Corps gras, œufs d'oiseaux et de poissons. — Nourriture végétale. — Féculents et céréales. — Lait, koumys, kéfir, lait caillé, petit-lait. — Alcool, vins, bières. — Cure de raisin. — Digestibilité et assimilation des aliments.

L'estomac est la place forte des phtisiques, et l'alimentation leur grand moyen de défense. Tous les praticiens connaissent des malades atteints de grosses lésions pulmonaires, qui ont vécu très longtemps parce qu'ils mangeaient et digéraient bien. Quand un phtisique a un bon appétit, je ne lui donne aucun médicament, même en injection sous-cutanée, même en inhalation. L'alimentation abondante est le meilleur des remèdes. Si un phtisique, n'ayant pas de fièvre, mange peu et mal, il faut avoir l'art de le faire manger. C'est dans une bonne cuisine qu'il doit aller chercher les médicaments les plus importants. Les phtisiques sont en général de très petits mangeurs; deviennnent-ils phtisiques parce qu'ils s'alimentent mal, ou s'alimentent-ils mal parce qu'ils sont en proie à une infection latente du bacille tuberculeux? Je ne sais. Mais ce que tous les médecins savent, c'est qu'un phtisique qui absorbe sans inconvénient beaucoup d'aliments vit et peut guérir. Il faut à tout prix, même au prix de l'abandon de toute médication, obtenir cette absorption. Si le médecin veut bien mettre en jeu toute sa patience, toute son ingéniosité, il trouvera un ou deux aliments que le malade ingérera facilement en grande quantité, tantôt de la viande, tantôt des œufs, tantôt du lait, tantôt des soupes épaisses, tantôt même de l'huile de foie de morue. Il ne faut pas être difficile au début de la cure alimentaire; avant tout il faut faire manger quelque chose; puis l'appétit vient en mangeant. Je soigne en ce moment une jeune dame qui, en janvier 1891, ne prenait chaque jour que deux verres d'eau rougie et deux ou trois bouchées de pain ou de viande; ses lésions pulmonaires étaient peu étendues, peu profondes, mais l'amaigrissement et la faiblesse étaient extrêmes; après plusieurs essais peu heureux, cette malade parvint à avaler quatre cuillerées à soupe de kaviar et trois grands verres de stout; elle était sauvée. l'appétit revint progressivement. et depuis un an elle absorbe chaque jour : un demi-litre de lait, 3 œufs, 100 grammes de viande crue. 4 cuillerées d'huile de foie de morue, un demi-litre de bière anglaise, et tout cela en dehors de deux bons repas auxquels elle mange comme une personne bien portante. Il faut ajouter que cette malade vit la fenêtre ouverte jour et nuit et que la cure à l'air, non seulement augmente l'appétit, mais encore facilite l'assimilation.

Il ne faut pas craindre d'arriver progressivement à faire absorber de grandes quantités d'aliments aux phtisiques, tout en les variant si cela est nécessaire. Ces malades ont le dégoût des aliments, mais ils peuvent parfaitement les digérer quand on les leur fait absorber. Debove a réalisé un immense progrès dans le traitement de la phtisie en démontrant en 1881, qu'il n'y a aucune relation entre l'appétit des phtisiques et leurs facultés digestives; d'autre part, Dettweiler répète depuis longtemps que plus le tuberculeux a besoin d'être alimenté. moins il a d'appétit. Il faut donc suralimenter le malade de gré ou de force. Le plus souvent il n'est pas nécessaire de recourir à la force, c'est-à-dire au *gavage de Debove*. Mais si cela devient indispensable, il faut oser y recourir. Je n'oublierai jamais deux résurrections que j'ai obtenues par la méthode de Debove. Le premier cas est celui d'un jeune médecin auvergnat qui était en pleine période de ramollissement avec fièvre vespérale: il crachait des verres entiers de matières infectes. Il ne mangeait rien, mais littéralement rien, il ne supportait aucun médicament. Je le gavai, puis il se gava lui-même; l'alimentation se transforma en suralimentation. Après 6 mois de traitement il eut une poussée tuberculeuse: il continua à se gaver, la poussée s'éteignit. Depuis 6 ans il a deux belles cavernes à peu près cicatrisées; il passe l'hiver dans les montagnes d'Auvergne, fait sa clientèle par la pluie et la neige et mange comme tout le monde, sans sonde. Mon deuxième cas est celui d'une phtisique hystérique qui vomissait absolument tout ce qu'elle avalait: elle était d'une maigreur squelettique, quoique ses lésions fussent peu avancées. Je la gavai cinq ou six fois, puis elle déglutit son tube elle-même: elle est absolument guérie depuis sept ans et mange fort bien.

On peut se servir de la sonde œsophagienne rigide de Debove ou du tube mou de

Faucher. Le gavage est surtout indiqué dans les cas de vomissements incoercibles survenant sans toux ou avec la toux. Debove, Bouchard, Grancher, Dujardin-Beaumetz en ont aussi observé les bons effets dans ces circonstances.

Il faut vaincre par la persuasion ou par la force la résistance des malades à l'ingestion des aliments : il faut annihiler leurs dégoûts et leurs spasmes nerveux, car, le plus souvent, ils peuvent digérer les aliments bien choisis. Immermann, de Bâle, a vu que presque toujours le suc gastrique est normal chez les phtisiques qui n'ont pas une grande fièvre. Sur 55 malades, il a constaté que 31 avaient digéré en moins de six heures le repas réglementaire de Leube, et que leur estomac ne contenait ni acide lactique ni acide butyrique, même lorsqu'ils étaient cachectiques. Les phtisiques qui ne mangent pas ont donc une dyspepsie nerveuse avec intégrité des fonctions de l'estomac. Si on ne remédie pas à ce défaut d'appétit, la misère physiologique s'accentuera et les poussées tuberculeuses deviendront de plus en plus fréquentes. Nous savons tous, dit Debove, quel avenir est réservé à brève échéance au phtisique qui cesse de manger. Il est consumé par la fièvre, il a des pertes sudorales, intestinales et bronchiques. Sa recette est nulle, ses dépenses sont exagérées. » Nous avons démontré en 1876 que les phtisiques perdent une quantité considérable de matières albuminoïdes, grasses et salines par leur expectoration. D'autre part un grand nombre d'auteurs et, en particulier, Stokvis ont vu que leurs urines contiennent peu d'urée et d'azote total, ce qui indique une grande faiblesse de la rénovation organique; il importe donc de leur donner l'azote qui leur manque. Presque tous les auteurs ont admis que l'élimination du carbone était diminuée dans le cours de la tuberculose pulmonaire. Quinquaud a démontré que cette assertion n'est pas exacte. La plupart des phtisiques éliminent plus d'acide carbonique que les individus sains; il faut donc leur restituer du carbone sous forme de matières grasses ou de féculents.

Pour réparer cette perte ou pour remédier à cette absence d'azote, de carbone et de matières salines, il faudra autant que possible s'adresser à une alimentation variée. Quand les phtisiques ont un excellent appétit, je leur conseille le type alimentaire suivant : viande brute, 600 grammes; pain, 350 grammes; 2 œufs; beurre ou matières grasses analogues, 80 grammes; pommes de terre, 100 grammes; riz, macaroni, maïs, pois, haricots, lentilles, 300 grammes; bière, 1 litre; lait, un demi-litre; cognac, 20 grammes; on peut ajouter à cette ration du fromage et des fruits. Cette masse alimentaire pourra être prise en 3, 4 ou 5 fois; il ne faut pas avoir de formule immuable pour la répartition des repas: on doit laisser quelque latitude aux caprices et aux aptitudes des estomacs. En général, mes malades font quatre repas : le matin, avant ou après la toilette, une tasse de lait et un œuf; à midi, repas de viande, légumes, beurre, fromage et dessert; à 4 heures, une tasse de lait et un œuf; à 7 heures, même repas qu'à midi. Quelques malades prennent une troisième tasse de lait en se couchant. D'autres s'abstiennent du repas de 4 heures, qui contrarie celui de 7 heures. Le plus fort repas doit être fait à midi; le repas du soir doit être plus léger, si l'on se couche vers 10 heures; il faut éviter les flatulences et les cauchemars si fréquents chez les gens qui mangent beaucoup de 7 à 8 heures du soir et qui s'endorment 1 ou 2 heures avant la fin de la digestion. Souvent il vaut mieux se coucher immédiatement après la fin du repas, comme le font les enfants: la digestion se fait alors lentement, mais elle n'est pas brusquement interrompue comme dans le cas précédent.

Si les phtisiques ont une grande fièvre, il faudra les rationner, au lieu de les suralimenter. Ils ne devront prendre que du lait, de l'alcool, des œufs, des gelées animales ou végétales et un peu de viande crue ou réduite en poudre. Il faut nourrir les phtisiques fébriles avec des aliments liquides et très peu d'aliments solides ; mais il importe de ne pas les faire jeûner et de ne pas les traiter comme des typhiques ou des influenzés.

La *viande* doit tenir une place considérable mais non exclusive dans l'alimentation des phtisiques. C'est cette substance qui contient l'azote sous le plus petit volume. En outre on a remarqué que les animaux carnivores sont moins souvent atteints par la tuberculose que les herbivores. Il faut manger beaucoup de viande quand on est tuberculeux ; mais il est inutile que cette viande soit toujours rôtie ou grillée : les viandes bouillies, braisées, en daube, en salade ; les viandes blanches, la charcuterie, les viandes fumées ou salées, le poisson, les crustacés sont aussi bons que le traditionnel beefsteak qui dégoûte rapidement les malades. Souvent aussi un peu de salade, de poivre, de moutarde, de sauce aromatique ou pimentée, fait passer la viande. Les soupes épaisses, contenant de la viande de bœuf ou de poulet bouillie et râpée, sont une excellente ressource. Car, avant tout, il faut varier.

La *viande crue*, introduite dans la thérapeutique de la phtisie pulmonaire par Weiss, de Saint-Pétersbourg, est un aliment de premier ordre. Quand, selon les préceptes de Fuster, de Montpellier, après l'avoir râpée avec un couteau et pilée dans un mortier, on l'écrase sur un tamis, on obtient une pulpe qui présente à l'estomac des fibres musculaires extrêmement divisées; les surfaces de contact de l'aliment avec le suc gastrique sont multipliées, et cette préparation est très facilement assimilable. Fuster et Grancher ont prescrit couramment 80 à 200 grammes de cette pulpe de viande chaque jour. En suivant ces règles, je suis certain d'avoir permis à plusieurs phtisiques de se guérir. J'ai soigné de tels malades qui, au début de leur affection, ne mangeaient pas et étaient dans un état de maigreur et de faiblesse effrayant: après avoir pris quotidiennement 150 à 250 grammes de purée de viande crue pendant plusieurs mois, ils étaient régénérés. Je les ai forcés de continuer cette alimentation pendant plusieurs années malgré leur apparente guérison, et je suis très heureux d'avoir eu cette exigence, car deux d'entre eux ont eu une rechute avec crachats bacillaires, et tous deux ont admirablement supporté cette poussée tuberculeuse. La viande crue ne guérit pas les phtisiques, mais elle permet aux phtisiques qui s'alimentent mal de réparer leurs forces et de se guérir. Le tœnia se développe quelquefois chez les malades qui consomment cet aliment; mais cet accident n'a aucune importance. J'ai eu le tœnia pendant que j'étais encore tuberculeux; je ne me suis aperçu de sa présence que par un appétit démesuré; son expulsion m'a fatigué seulement pendant deux jours et la marche de ma guérison n'a nullement été entravée.

Les premières ingestions de viande crue provoquent souvent un dégoût purement nerveux et absolument déraisonnable, car il n'est pas plus répugnant de manger de la viande crue que des huîtres crues, des oursins ou autres coquillages. Il faut cependant compatir à la nervosité de certains malades et leur proposer diverses manières de masquer l'odeur, la couleur et la saveur de cet aliment. On peut le rouler en boulettes de 3 à 5 grammes chacune, recouvertes de farine, ou de sucre ou de pain azyme; on peut le mélanger avec des confitures, des purées de fruits cuits ou de légumes, avec des œufs brouillés ou en omelette, avec du bouillon, avec du cognac, du punch, du thé. J'ai connu une malade qui mettait ses boulettes dans un moule ayant la forme d'une fraise, les entourait de feuilles de fraisier et se faisait ainsi croire à elle-même qu'elle mangeait du dessert. Tous les subterfuges sont bons, pourvu que la viande crue soit absorbée. Il faut aussi permettre aux malades de prendre cette préparation quand ils le désirent ; les uns préfèrent la prendre au premier repas du matin : d'autres à 4 heures : d'autres avec les deux forts repas, d'autres à 10 heures du matin ; il importe de ne pas lutter contre ces préférences et ces caprices. Il faut toujours commencer par de petites doses, prises en une ou deux fois : 40, 50, puis 80 grammes et arriver à 100, 150 et même 200 ou 300 grammes. Je vois en ce moment une vieille dame phtisique qui ne prend pour toute nourriture que 300 grammes de pulpe de viande crue, un œuf et un litre de lait : elle se maintient avec ce régime.

Si la viande crue provoque momentanément de la diarrhée, on la fera supporter en donnant au malade, avant chaque ingestion, cinquante centigrammes de sous-nitrate de bismuth et de craie lavée.

Debove a rendu un grand service en introduisant *les poudres de viande* dans l'alimentation des phtisiques ; cette préparation est très facilement assimilable et très nutritive sous un petit volume, car elle représente quatre fois son poids de viande crue. Pour la préparer, on dessèche d'abord la viande à 65°, et on peut ensuite la porter, sans l'altérer, à 110° pour la stériliser, car l'albumine, desséchée à une température inférieure à son point de coagulation, peut supporter ensuite une température très élevée sans cesser d'être digestible. Tout d'abord Debove faisait absorber la poudre de viande par la sonde œsophagienne ; il commençait par 2 ou 3 repas de 25 grammes mélangés avec du lait, puis il arrivait progressivement à la dose de 300 ou 400 grammes par jour, représentant 1,200 à 1.600 grammes de viande fraîche, mélangés à 3 litres de lait. Grâce à cette suralimentation, Debove obtint de véritables résurrections chez des malades atteints de phtisie chronique et extrêmement débilités. Il vit même ses malades reprendre leur appétit naturel : il avait détruit cette funeste anorexie, qui précède la phtisie, lui prépare un terrain favorable et contribue à l'entretenir.

Puis Debove supprima peu à peu l'usage de la sonde œsophagienne et put faire prendre la poudre de viande sans recourir à la force. Il mélangea 50 grammes de poudre de viande dans un bol de lait, et constata qu'un grand nombre de malades peuvent prendre chaque jour 4 ou 5 rations semblables, représentant 800 à 1,000 grammes de viande. On peut aussi mélanger cette poudre avec du vin de Malaga, du cognac, du punch au rhum ou au kirsh, avec un potage contenant du fromage ou de la carotte râpée. Le potage aux lentilles masque aussi très bien la saveur de peau de gant de Suède que gardent toutes ces poudres. Je connais une malade qui, grâce à ces subterfuges variés, absorbe depuis 8 ans 100 grammes de poudre de viande par jour ; et malgré sa guérison apparente, je lui conseille de continuer l'usage de cet adjuvant de son alimentation normale.

Sous l'influence des fortes doses de poudre de viande, Debove, Bouchard, Grancher, Dujardin-Beaumetz ont constaté de très nombreuses améliorations chez les phtisiques non fébriles et même chez ceux qui ont la fièvre vespérale avec une infiltration tuberculeuse, ou même du ramollissement. L'état général s'améliore rapidement, et si la suralimentation est bien supportée pendant de longs mois, les lésions, même caverneuses, se réparent sans grande fièvre, comme j'ai pu le constater plusieurs fois. L'urée augmente considérablement dans les urines : de 15 à 20 grammes, elle remonte à 50, 60 et 80 grammes par jour. L'augmentation du poids du corps est quelquefois surprenante. Peiper, de Greifswald, a vu un malade, suralimenté avec 400 grammes de poudre par jour, augmenter de 17 livres et demie en 34 jours. Mais il ne faut pas oublier qu'il importe d'ajouter à la viande des matières grasses, car il faudrait ingérer quotidiennement 2,260 grammes de viande maigre pour réparer les pertes en éléments non azotés. Les substances albuminoïdes de la viande ne se tranforment en graisse dans le corps humain, que lorsqu'elles sont ingérées en énormes quantités.

On remplace souvent la viande crue ou la poudre de viande par le *jus de viande*. Ce jus, obtenu par l'expression de la viande, est peu nutritif: il ne contient que des substances solubles et ne renferme aucune trace de cette fibrine musculaire, qui est la partie la plus nutritive de la viande. Ce jus contient des sels qui excitent l'appétit et favorisent l'assimilation: mais ces sels sont presque tous à base de potasse; aussi, souvent le jus de viande provoque la diarrhée ou d'autres troubles digestif. Il en est de même du *thé de bœuf*, préparé dans la marmite américaine, ou dans un flacon bouché et rempli de viande, maintenu au bain-marie pendant 4 ou 5 heures. Les malades croient qu'ils ont absorbé un merveilleux aliment parce que, disent-ils, ils ont dans un verre le suc d'un kilo de viande. Pour leur enlever cette fallacieuse illusion, je leur conseille d'évaporer à siccité le contenu de leur verre de thé de bœuf et de voir quelle faible quantité de matières solides ils absorbent ainsi. Cette expérience ne manque jamais de les convaincre, et ils reprennent l'usage de la viande crue ou de la poudre de viande.

Les *extraits de viande* sont de déplorables aliments. Des prospectus impudents ne craignent pas d'affirmer qu'une livre d'extrait correspond à 33 livres de viande. Il importe au contraire de savoir que cette substance ne contient aucune matière alimentaire, et renferme au contraire des quantités considérables de sels de potasse, de la créatine, de la créatinine, de la xanthine, de l'hypoxanthine, de l'acide urique, de l'acide inosique, c'est-à-dire de véritables poisons. Muller raconte qu'il a été toujours pris de diarrhée et de vomissements quand il ajoutait 30 grammes d'extrait de viande à ses aliments. Il faudra donc bien se garder d'ajouter cette mixture dans les sauces ou les bouillons destinés à l'alimentation des phtisiques. Il ne faut pas adultérer le bon, le vrai *bouillon*, qui est un aliment quand il est gras; c'est un excellent condiment quand il est dégraisssé et simplement aromatique. Il excite l'appétit plus que tous les vermouts, bitters et autres amers alcooliques. Mais il ne faut pas oublier que le bouillon doit être pris en faible quantité; car il contient des *sels de potasse,* qui viennent s'ajouter inutilement à ceux que contient la viande; or, ces sels ont une fâcheuse influence sur la nutrition. En effet, Adolphe Wurtz, dans son beau traité de chimie biologique, s'appuyant sur les mémorables expériences de Schutzenberger, nous démontre que, dans les plantes, les molécules organiques se compliquent par voie de déshydratation, c'est-à-dire par déperdition d'eau, sous l'influence des sels de potasse, et qu'au contraire chez l'homme les matières albuminoïdes se dédoublent par voie d'hydratation, de fixation d'eau. Il faut donc éviter l'absorption exagérée de sels de potasse, qui dirigent la nutrition humaine dans un sens opposé à celui que la nature lui imprime. Il faut au contraire donner à l'homme des *sels de chaux*, qui seront surtout fournis par l'*eau potable;* les chimistes savent qu'avec une ration d'aliments solides on n'absorbe qu'un gramme de chaux et qu'on en expulse 2 grammes; nous en empruntons un gramme à l'eau de boisson, qui le contient sous forme de carbonate et de bicarbonate de chaux. Cette chaux constitue la trame minérale du tissu osseux et d'autres tissus, principalement du tissu fibreux que l'on doit chercher à créer chez les phtisiques, pour amener la cicatrisation de l'ulcération tuberculeuse.

Les *peptones* peuvent être un adjuvant utile de l'alimentation des phtisiques. Ce sont des matières albuminoïdes hydratées par l'action de la pepsine acidifiée. Elles sont plus facilement absorbées que les albumines, parce que, sans passer par le travail chimique des sucs gastriques, elles sont diffusibles à travers les parois de l'intestin. Elles nourrissent, tout en permettant à l'estomac de se reposer. Dès qu'elles ont été absorbées, elles se transforment de nouveau en albumines, en traversant la muqueuse intestinale, s'y déshydratent, comme le font les acides gras et la glycérine, qui se transforment en graisses neutres; et reprises par le chyle et le sang, elles servent à la nutrition en permettant la fixation de leur azote par les tissus. Ploez a vu que l'on pouvait remplacer intégralement la viande par les peptones dans l'alimentation mixte. Il a nourri pendant plusieurs semaines un chien avec 20 grammes de peptone, 20 grammes de glucose, 12 grammes de graisse et 6 grammes de sel; ce chien a gagné 480 grammes. Maly a remplacé, dans la nourriture d'un pigeon, les matières albuminoïdes par la peptone, et l'oiseau n'a subi aucune perte de poids.

On a prétendu qu'il était inutile de donner des peptones aux phtisiques, parce que ces substances n'étaient pas assimilées par eux. On émettait cette prétention, parce que Von Jaksch en 1881 et Max Wassermann en 1885 ont constaté que les phtisiques, atteints de lésions suppurantes, perdaient des peptones par l'urine. Mais il est aujourd'hui démontré que cette peptonurie est due non pas à l'élimination des peptones stomacales, mais à la destruction des globules blancs qui met des peptones en liberté. Ces peptones, répandues dans le sang, ne peuvent s'y transformer en albumines, comme celles qui pénètrent dans l'économie à travers la muqueuse intestinale, et elles sont éliminées sans être assimilées, car les albumines sont seules assimilables.

Les peptones solides peuvent être ingérées comme la poudre de viande; elles peuvent aussi être prises en cachets de 2 grammes, répétés cinq fois par jour. Leube a démontré qu'elles sont parfaitement absorbées par le gros intestin. J'ai nourri complètement pendant plusieurs mois, avec des lavements de peptones, des tuberculeux atteints de phtisie laryngée, et qui ne pouvaient introduire par l'estomac ni liquides, ni solides. Je préparais moi-même les peptones d'après la formule d'Henninger : prendre 400 grammes de viande hachée de veau ou de bœuf, sans graisse; la mettre dans 2 litres d'eau additionnés de 12 centimètres cubes d'acide chlorhydrique pur du commerce et de 2 grammes de pepsine très active; faire digérer à 45° pendant 24 heures, filtrer, neutraliser par une solution de carbonate de sodium, concentrer à 100°, de manière à réduire le liquide à un litre et filtrer de nouveau. On fait la même opération pour filtrer 6 blancs d'œufs. Chaque jour mes malades prenaient un lavement de peptones de viande et un lavement de peptones d'œufs. J'ajoutais à chacun d'eux 50 grammes de sucre. Ces lavements sont bien conservés, si on introduit auparavant dans l'intestin un peu d'eau avec 4 ou 5 gouttes de laudanum. Je me suis aussi servi de lavements moins considérables pour aider une alimentation stomacale insuffisante. Mais cette voie d'introduction des matières azotées ne peut être suivie indéfiniment.

La *gélatine* et les matières contenues dans les os, les tendons, la peau, les pieds et la tête de veau, etc., sont des aliments utiles.

parce qu'ils peuvent se transformer dans l'organisme en matières albuminoïdes. Hoffmeister a démontré que la gélatine, traitée par la chaleur, se transforme en un liquide sirupeux qui est une véritable peptone. Par de nombreuses expériences, Frerichs, Boussingault, Bischoff et Voit ont prouvé que la gélatine, mélangée dans l'alimentation avec de la graisse, permet de maintenir le poids du corps et l'équilibre de l'azote. On pourra donc, chez les phtisiques dégoûtés de la viande, remplacer momentanément cet aliment par des gelées animales, des soupes à la queue de bœuf, etc. Mais on ne peut pas obtenir la suralimentation avec ces gelées, parce que leur usage immodéré provoque la diarrhée.

Les *graisses* sont absolument indispensables à la nutrition des phtisiques. A. Bouchardat prétendait que la phtisie ne se développait que chez les hommes privés d'aliments gras. On a même prétendu que la graisse était bactéricide. Ce sont des exagérations. Mais il est démontré, depuis les travaux de Chossat, et surtout depuis ceux de Voit, que l'ingestion et l'assimilation de la graisse ralentit le mouvement de désassimilation, non seulement des corps gras, mais aussi des substances albuminoïdes du corps humain. Elle épargne l'usure générale de l'organisme.

Si on fait ingérer beaucoup de viande et peu de graisse, le poids du corps augmente. On obtient le même résultat en faisant absorber peu de viande et beaucoup de graisse. Je sais bien que l'on peut obtenir l'augmentation du poids du corps et la fixation de la graisse dans les tissus sans ingérer la moindre trace de graisse. En effet, Voit, Subbottin, Tscherinoff ont démontré que cette graisse peut être élaborée aux dépens des matières albuminoïdes ou des hydrates de carbone, tels que l'amidon. Mais pour obtenir cet effet, il faut absorber des quantités énormes de viande ou de farineux, et il est beaucoup plus simple de se servir de la graisse pour produire de la graisse et pour fournir du carbone à l'économie. Les phtisiques ont besoin de carbone, car ils en perdent plus que les hommes sains. Quinquaud a vu que chez eux l'exhalation d'acide carbonique est le plus souvent augmentée, que la glucose du sang diminue : et nous avons démontré avec le professeur Cazeneuve, de Lyon, qu'ils éliminent par leur urine et leurs crachats une grande quantité de carbonates.

J. Ranke, a démontré par une expérience très simple, l'influence des graisses sur la nutrition. Il a vu qu'un homme nourri avec 500 grammes de viande, 200 grammes de pain,

15 grammes de graisse, 10 grammes de sel et 2 litres d'eau, maigrissait et rendait plus d'azote qu'il n'en recevait; mais que le poids de son corps augmentait et que la perte d'azote disparaissait, si on ajoutait 100 grammes de graisse à ce régime.

Parmi les graisses, les plus absorbables sont les graisses liquides. Dastre a démontré que l'acide oléique et les huiles peuvent être entièrement absorbés, tandis que la stéarine laisse 90 0/0 de déchet. Cependant la graisse de porc est facilement absorbable: un chien de 34 kilos peut quotidiennement absorber et retenir dans l'organisme 52 grammes de cette graisse. Mais l'huile la plus assimilable est l'huile de foie de morue, parce qu'elle contient des éléments biliaires qui facilitent sa digestibilité. Les céréales contiennent aussi des matières grasses; le riz, le maïs et le blé en sont abondamment pourvus. Les jaunes d'œufs et les cervelles contiennent une grande quantité de graisses ordinaires et de lécythines ou graisses phosphorées. Les mêmes principes se rencontrent dans les laitances de harengs, de maquereaux; dans les œufs d'écrevisses, de homards; dans les œufs d'esturgeon conservés dans l'huile sous le nom de caviar ou comprimés en forme de saucisson. Le foie gras est le plus indigeste de tous les aliments gras. Les graisses sont difficilement absorbées par le gros intestin lorsqu'on les introduit dans l'organisme à l'aide d'un lavement; cependant Ewald et Eichhorst ont vu que celles de l'œuf peuvent être assimilées par la voie rectale si on ajoute 1 gramme de sel marin à chaque œuf.

La *nourriture végétale* ne doit être qu'un faible appoint dans l'alimentation des phtisiques; l'azote et le carbone doivent être apportés par la viande, les œufs et les graisses. Il est vrai que les hydrates de carbone, tels que l'amidon et le sucre contenus dans les légumes et les fruits, lorsqu'ils sont mélangés à la viande et à la graisse, contribuent à une épargne des matières azotées et à la fixation de la graisse. Mais il faut aussi savoir que les légumes contiennent peu de substances digestibles pour les estomacs humains, et, par conséquent, on devrait en absorber un volume considérable si on voulait en faire la note dominante de l'alimentation. Certains d'entre eux contiennent des matières azotées et des matières grasses; mais les matières azotées de la viande et des œufs, les matières grasses du beurre, du fromage et des huiles de poisson sont bien plus digestibles. Les phtisiques qui ont peu d'appétit ne doivent manger que les légumes nécessaires à la variété de l'alimentation et à la préparation de plats de viande ou d'œufs. Et encore, il importe de faire un choix.

Les légumes verts sont bons pour les animaux qui ont quatre estomacs, mais ils ne font qu'encombrer l'estomac et l'intestin des phtisiques. Leur cellulose n'est pas digérée par l'homme. C'est fort heureux, car, en 1886, Freund a montré que les tubercules et le sang des phtisiques contiennent de la cellulose. Il est donc fort possible que l'alimentation végétarienne prédispose beaucoup plus à la tuberculose que l'alimentation animale. En outre, les légumes verts et les pommes de terre contiennent des sels de potasse, et nous avons déjà dit qu'un excès de sels de potasse est l'ennemi des phtisiques.

Un homme sain qui voudrait se nourrir exclusivement avec des pommes de terre, devrait, d'après Gorup-Besanez, en consommer 10 kilos par jour, car elles contiennent deux tiers de leur poids d'eau. 1.500 grammes de pain peuvent au contraire suffire à une ration d'entretien, parce que le pain contient beaucoup plus de matières albuminoïdes, de corps gras, d'hydrates de carbone et d'acide phosphorique que les pommes de terre. Il ne faudra donc pas bourrer les phtisiques de pommes de terre, ni même de pain, qui donne 25 0/0 de déchet dans les fèces, d'après Voit et Bischoff. Il faudra en outre recommander aux malades de mâcher leur pain avec patience, car l'amidon des céréales exige beaucoup de ptyaline, c'est-à-dire de salive, pour se transformer en dextrine assimilable, ainsi que l'a démontré Dobroslavine en 1876.

Les féculents devront être pris en purée par les phtisiques. On pourra mélanger à leur viande et à leurs œufs des purées de lentilles, de maïs, de haricots, de fèves, de pois, de pommes de terre, de châtaignes. On leur donnera aussi des bouillies épaisses confectionnées avec des farines de riz, d'avoine, d'orge, d'arrow-root, de gruau de blé, de sarrasin, de seigle; ou des panades. Dans ces préparations, la fécule est à l'état d'empois. Elles sont peu nourrissantes, car un litre de panade ou de bouillie ne contient que 50 grammes de fécule. Aussi faudra-t-il diluer ces farines dans du lait.

Mais il ne faudra pas oublier que la viande, les œufs et les graisses animales sont bien plus facilement digestibles par les hommes que les légumes. Ainsi, F. Hoffmann a démontré que lorsqu'on nourrit deux hommes, l'un avec de la viande et de la graisse, l'autre avec des pommes de terre et des pois, ces deux rations contenant la même quantité d'azote et de carbone, le premier absorbe deux fois plus de substances nutritives que le second; ce dernier en effet expulse la moitié de ses aliments sans les avoir digérés. William Stark a vu le poids de son corps diminuer de 17 livres en 10 jours, en absorbant quotidiennement 550 grammes de pain blanc et 1,500 grammes d'eau.

Pour obvier à l'indigestibilité des hydrates de carbone provenant des légumes, Debove a préparé de la *fécule soluble* en chauffant la fécule de pomme de terre pendant trois heures et demie à 180°. Cette substance devient ainsi soluble dans l'eau et le lait. Debove en fait prendre 200 grammes dans un litre de lait, et il a vu un grand nombre de malades absorber ainsi 400 grammes de cette fécule dissous dans deux litres de lait. Cet aliment est beaucoup plus facilement digéré que l'amidon ordinaire, et c'est sous cette forme que les hydrocarbures pourront être conseillés aux phtisiques.

Le *lait* est un aliment complet, puisqu'il contient des matières azotées comme la caséine, des matières grasses comme le beurre, et des hydrocarbures comme la lactose. Mais s'il peut suffire à nourrir des enfants, il est incapable de fournir à lui seul une alimentation suffisante à des phtisiques adultes : et il ne faut pas penser à suralimenter ces malades avec ce breuvage. Le lait n'est qu'un adjuvant dans l'alimentation des phtisiques, car il contient peu d'éléments nutritifs sous un fort volume. Or, les tuberculeux ne peuvent absorber un volume considérable d'éléments solides ou liquides, surtout s'ils ont de la dyspepsie nerveuse. Je recommande à mes malades de ne jamais boire plus d'un litre et demi en 24 heures, et beaucoup d'entre eux se contentent d'un litre. J'ai vu plusieurs phtisiques revenir avec une dilatation de l'estomac, après avoir pris chaque jour pendant plusieurs mois deux ou trois litres de lait ou de petit-lait en Allemagne ou en Suisse. Quand l'alimentation des phtisiques est normale, je leur conseille de prendre une petite tasse de lait et un œuf à 8 heures du matin et à 4 heures du soir, puis une troisième tasse en se couchant : ils absorbent ainsi un demi-litre de lait qu'ils peuvent mélanger avec une eau alcaline : Vichy, Vals, Pougues, Soulzmatt, Chabetout. Quelquefois les tuberculeux emportent une bouteille de lait à la promenade et l'absorbent par gorgées. En Allemagne et en Suisse, les patients vont boire un verre de lait dans les vacheries, soit dans l'étable même, soit dans une salle voisine. Dans nos stations hivernales, il est impossible de donner un tel conseil; les vacheries sont généralement repoussantes; j'en ai visité une vingtaine à Cannes et à Menton, et j'ai été dégoûté du lait pendant plusieurs mois. Je me rappelle avoir demandé, dans une de ces vacheries à voir l'endroit où on conservait le lait; on m'a mené dans une chambre sordide, on a pris sous un lit une terrine pleine de lait et une cuvette remplie de beurre. Or sur ce lit, était couché un grand gaillard couvert de croûtes de petite vérole. J'avoue que, depuis ce moment, je ne bois plus que du lait bouilli ou du lait stérilisé. En outre, dans les stations hivernales, le mouillage du lait n'est nullement surveillé; aussi quand les étrangers arrivent en foule foule, les laitiers n'augmentent pas le nombre de leurs vaches : ils se contentent d'étendre d'eau le lait qu'ils livrent à leurs clients. Souvent les éleveurs nourrissent au printemps leurs vaches avec des oranges pourries ou des résidus des fabriques de parfumerie.

On a tour à tour conseillé aux phtisiques les différents laits, même le *lait de femme*. Ce breuvage a été vanté dans l'antiquité par Arétée, Coelius Aurélianus, Galien : plus tard par Morgagni : puis, de nos jours, par Baumes et par Ettmuller. Je me souviens d'avoir vu, il y a une dizaine d'années, deux grands Serbes arriver dans mon cabinet avec deux fortes matrones coiffées de l'élégante parure des nourrices russes; c'étaient deux phtisiques avec leurs nourrices; rien n'était plus comique que de voir un de ces grands Serbes, porteur d'une superbe barbe noire, se pencher mollement sous le sein de sa nounou et la téter comme un bébé. Ces deux malheureux tuberculeux, croyant que le lait de femme était une panacée contre la phtisie, négligèrent le reste de leur alimentation et moururent rapidement. Le lait de femme contient seulement plus de phosphate de chaux que les autres laits, il forme aussi dans l'estomac un coagulum moins dur et plus soluble que le lait de vache. Le lait d'ânesse a les mêmes avantages; mais si ces avantages sont extrêmement importants pour des nourrissons, ils ont une bien faible valeur pour des adultes, chez lesquels le lait ne constitue pas le fond de l'alimentation, et nous nous contenterons de répéter avec Peter : « Le meilleur lait est celui que les phtisiques tolèrent le mieux. »

Lorsque le lait provoque des pesanteurs d'estomac, on y ajoute un peu de cognac, de kirsch ou d'eau de fleurs d'orangers; lorsqu'il provoque la diarrhée ou le mélange avec de l'eau de chaux ou du café de glands doux. On peut aussi l'additionner de sucre ou de sel. S'il provoque de la constipation on le mêle avec un tiers d'eau alcaline ou avec un peu de magnésie calcinée.

Les produits extraits du lait, tels que le *beurre* et les *fromages*, sont nourrissants sous un petit volume et doivent tenir une place importante dans l'alimentation des phtisiques. La lactose ou *sucre de lait* a été aussi conseillée par Turnbull en 1854; mais nous avons toujours remarqué que les sucres étaient assez mal tolérés par les phtisiques.

Le *koumiss* est du lait de jument ou de vache fermenté par l'action de la levure de bière, c'est une boisson gazeuse acidulée et légèrement alcoolique, qui ne laisse pas après son ingestion la sensation d'empâtement que provoque souvent le lait: il ne provoque pas de flatulences et il excite l'appétit. Bogoiawlenski qui a suivi les malades, faisant la cure de koumiss dans les steppes de Tartarie, prétend que sur 100 phtisiques, absorbant quotidiennement de 4 à 8 bouteilles de ce breuvage, 15 furent guéris et 70 furent améliorés. Postnikoff prétend avoir obtenu ainsi une diminution de l'infiltration tuberculeuse et même un ratatinement des cavernes. Ces belles promesses des médecins russes n'ont pas été réalisées. Le koumiss est seulement un bon aliment qui augmente le poids du corps et donne des forces: mais il ne produit ces bons effets que chez les phtisiques amaigris qui ont peu ou pas de fièvre. D'après Stahlberg et Chalubinski, il n'a aucune action favorable lorsque la fièvre est élevée ou peu rémittente. Jaccoud, Peter, Noël Guénaud de Mussy ont obtenu de bons effets dans la phtisie apyrétique, par l'ingestion quotidienne d'une bouteille de koumiss : je puis confirmer leurs résultats. On donnera d'abord du lait qui a fermenté pendant un jour, puis du lait qui a fermenté 2 ou 3 jours.

Le *kéfir* est pour les montagnards du Caucase ce qu'est le koumiss pour les Tartares. On le prépare en ajoutant au lait de vache un ferment, appelé dispora caucasia par Kern, de Moscou. Sous son influence le sucre du lait se transforme en alcool et en acide carbonique. Ce breuvage constitue un aliment nutritif et agréable, comme le koumiss. Rovighi a montré récemment qu'il diminue considérablement les fermentations intestinales, à cause de sa teneur en acide lactique. Je l'ai donné souvent avec succès à des phtisiques dyspeptiques.

En Orient on donne souvent aux phtisiques du *lait caillé*, appelé vulgairement caillé ou yaourth. Pour le préparer on fait bouillir un mélange de 1 litre de crème et de 1 demi-litre de lait : quand ce mélange est tiède, on fend la croûte qui s'est formée à sa surface. et on y introduit un ferment qui est cultivé dans toutes les familles grecques de Constantinople, de Smyrne et d'Alexandrie : on agite le mélange avec une fourchette, on rabat la croûte, on entoure le vase d'une couverture de laine ; 4 à 8 heures après. on retire les couvertures et la fermentation se continue pendant 2 ou 3 jours à la température ordinaire. J'ai mangé très souvent ce caillé en Orient ou en France ; j'en ai même préparé chez moi avec du ferment cultivé à Constantinople : c'est un aliment très nourrissant, mais il est quelquefois très indigeste si on l'absorbe à la fin du repas : il doit servir de premier plat.

Les cures de *petit-lait* obtenu par l'action de la présure sur le lait, ont eu autrefois une vogue immense. On envoyait les phtisiques les suivre à Gaïs dans le canton d'Appenzell. ou à Heiden dans l'Oberland bernois. On fit ensuite ces cures en Autriche à Meran et à Ischl. On vantait surtout les merveilleux effets du petit-lait de brebis contenant par litre : 50 grammes de sucre, 21 grammes le matières albuminoïdes et 6 grammes de sels. Pendant 2 ou 3 mois on faisait absorber chaque jour 2 verres de 130 grammes le matin à jeun, et 2 verres dans l'après-midi. Ce breuvage est peu nutritif, et provoque la diarrhée chez les phtisiques dyspeptiques. Le petit-lait n'a aucune action sur la phtisie. Les cures ne doivent leurs bons effets qu'à l'atmosphère pure des montagnes et à la vie en plein air dont on jouit dans les stations où elles s'opèrent.

L'*alcool* ingéré à petites doses est un aliment utile pour les phtisiques. Il empêche l'usure des matières albuminoïdes. Bœck et Bauer ont démontré que ce liquide diminue de 6 à 7 0/0 l'azote excrété chez un homme soumis à la ration d'entretien. Il est absolument inutile de l'ingérer en grandes quantités: l'excès est brûlé par l'organisme en pure perte. Dans les climats humides un phtisique peut absorber de 60 à 80 grammes de cognac par jour. Dans les climats chauds. et même dans les stations hivernales méditerranéennes. 25 à 30 grammes suffisent. Le cognac doit être pris à la fin des repas: si on le prend en dehors des repas, on devra le mélanger au lait. à des œufs crus ou à l'eau sucrée. Il doit être pris en petite quantité à la fois: son action est rapide et fugitive: il agit comme un vrai coup de fouet. Aussi occupe-t-il, dans l'alimentation des phtisiques, une place bien moins importante que la graisse et spécialement l'huile de foie de morue; mais il n'est pas à dédaigner, car le tuberculeux ne doit mépriser aucune substance capable de lui donner de la chaleur animale et de la force. Le cognac doit tenir une grande place dans la nourriture des phtisiques fébriles qui digèrent mal les corps gras. Brehmer donnait avec raison l'alcool une heure avant le début de la fièvre tuberculeuse; j'ai très souvent vérifié l'excellence de cette pratique. Au moment des poussées fébriles broncho-pneumoniques chez des tuberculeux, Jaccoud prescrit quotidiennement une potion que les malades préfèrent généralement au simple grog :

| | | |
|---|---|---|
| Teinture de cannelle. . . . . . . | 2 à 6 | grammes. |
| Sirop d'écorce d'oranges amères. | 30 à 50 | — |
| Rhum ou cognac. . . . . . . . . . | 30 à 60 | — |
| Extrait de quinquina. . . . . . . | 2 à 4 | — |

On a prétendu que l'alcool abaisse la température des tuberculeux fébriles : je n'ai jamais pu vérifier cette assertion. On a aussi prétendu que l'alcool favorise la transformation scléreuse des tubercules: c'est là une pure hypothèse. Fonssagrives raconte qu'un tailleur de Saint-Marcel-d'Ardèche, arrivé au dernier degré de la phtisie, se mit à boire 5 ou 6 bouteilles de vin pur par jour, et vit ainsi l'évolution tuberculeuse s'arrêter. J'avoue que je n'ai jamais conseillé un tel traitement à mes malades.

On a voulu provoquer la formation de tissu conjonctif autour des tubercules en faisant des *injections intra-pulmonaires d'alcool*: on n'a obtenu aucun bon résultat.

Le *vin* n'est pas un aliment très utile aux phtisiques. L'usage du vin rouge coupé avec de l'eau nécessite l'ingestion d'une grande quantité de liquide. En outre les vins plâtrés. si répandus depuis quelques années, ont un effet déplorable sur l'estomac des tuberculeux. Du reste, c'est seulement en France que l'on boit de l'eau rougie: partout ailleurs on boit de l'eau, de la bière, du thé ou du lait en mangeant; puis à la fin du repas on absorbe un peu de vin pur. Cette pratique est bonne, mais le vin rouge devra être remplacé par un vin blanc assez alcoolique, comme les vins de Marsala. de Zucco. de Madère, de Hongrie. de Chypre. de Champagne.

En 1885. Aran a recommandé contre la diarrhée des phtisiques l'emploi de lavements contenant 150 à 200 grammes de vin rouge mélangé avec de l'eau ou du bouillon.

La *bière* est une excellente boisson pour les phtisiques. L'orge et le houblon qu'elle contient la rendent nourrissante, et on lui a souvent donné le nom de pain liquide. Si on veut des bières légères, on choisira les bières blondes françaises, ou celles de Strasbourg, de Vienne, de Copenhague ; elles ne contiennent que 3 0/0 d'alcool ; les bières de Munich, de Nuremberg, le pale-ale et le stout sont plus alcoliques, mais elles constituent une boisson très utile aux phtisiques qui ne boivent qu'un ou deux verres de liquide à chaque repas.

Le vin, l'alcool et la bière devront être absolument proscrits aux tuberculeux goutteux ; ils ne devront boire que de l'eau, du lait, du thé léger ; ils mangeront peu de viande rouge et s'alimenteront surtout avec des viandes blanches, du poisson, des œufs et des corps gras. J'ai vu de tels malades débarrassés de leurs hémoptysies fréquentes, dès qu'ils s'astreignaient à ce régime.

Les *cures de raisin* ont été très vantées en Suisse, en Allemagne et en Autriche ; on faisait absorber aux phtisiques 1 à 8 livres de raisin par jour en quatre repas pris le matin, à 2 heures, 5 heures et 9 heures du soir. Les malades engraissaient comme le font les grives au moment des vendanges ; mais le raisin n'est bon que chez les phtisiques constipés. La cure de raisin n'est favorable que parce qu'elle se fait au grand air.

Quand on réglera l'alimentation d'un phtisique, on s'efforcera de n'introduire dans son estomac que des aliments facilement assimilables et très nourrissants sous un petit volume. Car ce malade doit non seulement absorber la ration nécessaire à son entretien, mais il doit manger plus qu'un homme sain, puisqu'en dehors des matières sécrétées normalement, il a des pertes supplémentaires par les crachats, par les sueurs, et quelquefois par les urines. Il doit aussi réparer un corps délabré. En outre, un organisme soumis à la juste ration d'entretien est, selon la très juste comparaison d'Armand Gautier, semblable à une machine chauffée par la plus petite quantité possible de combustible, et capable de vaincre uniquement les résistances ordinaires. S'il survient des résistances accidentelles, elle ne peut plus en triompher. Or, la tuberculose amène à tout moment des résistances accidentelles, et la machine animale du phtisique doit avoir à sa disposition un excès de matériaux capables de fournir à tout instant un supplément de travail, elle doit posséder un capital de réserve. C'est une suralimentation bien réglée qui subviendra à cette nécessité. L'organisme peut parfaitement assimiler un excès de matériaux nutritifs ; et si cet excès est progressif, on arrive à une assimilation vraiment surprenante. Ainsi Bischoff et Voit ont vu un chien augmenter de poids, jusqu'au moment où il mangeait chaque jour une quantité de viande atteignant un vingtième de son poids.

Cet engraissement intensif est très manifeste chez les phtisiques qui absorbent des doses considérables de viande et de graisse, comme il est très manifeste chez les nourrissons qui ont une médiocre nourrice et auxquels on donne en supplément 1 ou 2 biberons de bon lait de vache et qu'on voit augmenter chaque jour de 40 à 50 grammes, tandis qu'auparavant ils n'augmentaient que de 10 à 15 grammes. Cet engraissement ne peut être obtenu que par une alimentation mixte, contenant des corps gras et de la viande. La viande seule ne peut guère constituer qu'une ration d'entretien et ne permet pas l'emmagasinement d'éléments nutritifs. Ainsi Pettenkoffer et Voit ont fait prendre 1.500 grammes de viande à un chien de 33 kilos. Avec cette alimentation, il absorbait :

| | | |
|---|---|---|
| 187 | grammes | de carbone. |
| 157 | — | d'hydrogène. |
| 51 | — | d'azote. |
| 1,100 | — | d'oxygène. |
| 20 | — | de sels. |

Il absorbait en outre 480 grammes d'oxygène par les poumons.

Il excrétait par les urines et les fèces :

| | | |
|---|---|---|
| 184 | grammes | de carbone. |
| 157 | — | d'hydrogène. |
| 51 | — | d'azote. |
| 1.580 | — | d'oxygène. |
| 20 | — | de sels. |

Il n'avait donc rien emmagasiné.

L'alimentation exclusivement carnée ne permet pas la réparation ni l'accumulation des matériaux nutritifs : elle permet seulement à l'albumine des tissus de ne pas faire les frais des métamorphoses chimiques nécessaires à la fonction respiratoire et à l'entretien de la vie. Pour que la fixation des matières assimilables puisse se faire dans les tissus, il faut qu'elles renferment en excès les principes albuminoïdes, gras et salins nécessaires à la constitution des cellules et de leur contenu. Si le phtisique n'absorbe qu'une faible quantité d'une seule substance nutritive, le poids du corps diminue rapidement, parce que l'alimentation ne fournit plus les éléments nécessaires aux combustions respiratoires et aux dédoublements organiques : l'usure n'est pas réparée, et le malade vit aux dépens de sa propre substance. En 1852 Bidder et Schmidt ont vu qu'un chat de 1 kilo, inanitié, avait perdu chaque jour 6$^{gr}$,11 de matières azotées et 4$^{gr}$,22 de matières grasses, soit 10$^{gr}$,33 par jour. Or, un grand nombre de phtisiques sont amenés par le dégoût et l'incurie à une demi-inanition : aussi voit-on souvent de tels malades perdre 300 à 400 grammes par semaine. Chez eux la suralimentation bien dirigée déterminera une rapide régénération.

Lorsqu'on s'occupera de l'alimentation d'un phtisique, on n'oubliera pas que l'oxygène de l'air est le grand agent de la nutrition humaine. Ce sont les oxydations qui sont le plus fréquemment observées dans l'étude des métamorphoses subies par les aliments pour prendre la forme définitive sous laquelle ils peuvent se fixer dans les organes, servir aux besoins de la respiration et créer les matériaux de la désassimilation entraînés par les émonctoires hors de l'organisme. C'est l'oxygène de l'air qui forme cette multitude de composés chimiques dont les termes ultimes sont l'acide carbonique, l'eau et l'urée. Pour bien digérer, pour bien assimiler, le phtisique devra vivre au grand air, dans un air pur. Il devra aussi vivre au soleil, car il emprunte sa chaleur, sa force et sa vigueur à ce suprême agent de la vie dans la nature. C'est grâce à la radiation solaire, transformée en affinité chimique dans la plante. que l'azote. l'hydrogène. l'oxygène et le carbone, puisés dans l'air et dans le sol. se transforment en ces composés complexes tels que l'amidon et les sucres. La chaleur solaire emmagasinée par les plantes devient la source de la chaleur animale. puisque celles-ci fournissent aux animaux les substances nécessaires à la vie. Les animaux servent à leur tour à l'alimentation de l'homme. Aussi le phtisique doit-il doublement adorer le soleil. qui est le créateur de ses aliments et l'élément le plus puissant de sa régénération physique. Instinctivement il le recherche. et fuit les brumes pour vivre au milieu de ses chauds rayons.

# CHAPITRE XVII

SOMMAIRE : Cure à l'air. — Rôle néfaste de l'air confiné. — Aération des chambres, même pendant la nuit. — Installation des malades en plein air. — Cure d'endurcissement. — Réglementation de la vie : exercice et repos chez les malades fébriles et non fébriles.

Nous venons de voir que le phtisique qui s'alimente ou se suralimente, qui digère et assimile convenablement est un phtisique sauvé. Mais il ne peut bien manger et utiliser ses aliments à la régénération de son organisme que par la vie au grand air, vie sagement ordonnée, vie de malade, de convalescent, d'être fragile. C'est là toute l'hygiène du phtisique, c'est là son principal traitement. Quand on connaît la résistance redoutable du bacille de la tuberculose à tous les agents médicamenteux, « on se prend, comme le dit si bien Grancher, à désespérer d'atteindre le bacille par quelque médication antiparasitaire que ce soit, et on est tenté de revenir aux bons vésicatoires, à l'huile de foie de morue, à l'hygiène de l'air, du soleil, de l'exercice, à l'alimentation vigoureuse ».

Bouchard dit aussi : « Quand l'homme est devenu phtisique, les moyens hygiéniques sont des auxiliaires indispensables de la thérapeutique... Par eux seuls, sans moyens thérapeutiques, nous arrivons souvent à ralentir, parfois à enrayer l'évolution morbide, à immobiliser les lésions et même à les faire rétrograder... Nous ne nous attaquons pas directement au microbe, mais nous l'atteignons indirectement. L'aération n'est pas salutaire parce que l'oxygène tue les microbes, mais parce que l'aération fait vivre l'homme avec plus d'intensité. Nous ne visons pas directement le microbe; ce n'est pas de l'antisepsie que nous faisons, mais de l'hygiène; et nous nous proposons de modifier par elle la nutrition des cellules humaines de telle manière qu'elles deviennent un milieu défavorable au microbe. »

L'hygiène sagement dirigée est le grand agent de la guérison des affections chroniques, comme la tuberculose. Quand on instituera le traitement d'un phtisique, on devra méditer ces sages paroles écrites par Hérard en 1856, dans sa thèse d'agrégation : « La médecine pratique sait tout ce qu'elle peut attendre des efforts salutaires de la nature médicatrice; mais, pour cela, il a fallu qu'une doctrine absurde, l'homéopathie, vînt par la nullité de ses moyens d'action, nous démontrer, sans le vouloir, la vérité du dogme antique. »

Nul moyen n'est meilleur pour seconder l'œuvre de la nature dans le traitement de la phtisie pulmonaire, que la vie au grand air. Cette prescription hygiénique a été faite de tout temps. Hippocrate, Galien, les Arabes, Baglivi, Ramazzini, Raulin recommandent aux phtisiques de vivre au grand air. De nos jours Noël Gueneau de Mussy, Mac Cormack, Zaleski répètent que ces malades doivent fuir les villes et habiter la campagne. En 1867, Villemin disait déjà : « Les habitations sont pour l'homme des foyers qu'il faut purifier ; la chambre où habite un phtisique doit être largement ventilée : jamais l'air ne doit croupir autour de lui. » Tholozan, pendant la campagne de Crimée, avait remarqué que sous Sébastopol, en 1854 et 1855, malgré une mauvaise alimentation et l'habitation sous la tente par la pluie et la neige, sur 1.200 malades, le chiffre des phtisiques était presque nul. En effet les tuberculeux supportent très bien la vie sous la tente. Au moment du tremblement de terre qui éprouva nos stations méditerranéennes en 1887, un grand nombre de malades, installés à Menton et à Monaco, couchèrent pendant plusieurs nuits de suite sous des tentes improvisées, et ceux qui étaient le plus gravement atteints furent sensiblement améliorés. Ils respiraient plus facilement, crachaient sans toux quinteuse, avaient un meilleur appétit et étaient heureux, tandis que leurs familles tremblaient pour leurs jours.

Mais tous ces conseils et tous ces faits ne sont que de vagues indications. La cure à l'air n'est devenue une véritable méthode que grâce aux travaux de Henri Bennet et de Brehmer, publiés en 1869, et aux publications récentes de Dettweiler. H. Bennet, devenu tuberculeux à Londres, se voyant condamné, par ses confrères, à vivre dans une chambre surchauffée et étroitement close, à boire du bouillon de poulet et des tisanes tièdes, partit pour Menton, s'étendit au soleil sur les rochers, mangea de la viande, du beurre, du pain, but du lait et de l'alcool et se lotionna avec de l'eau froide. Vers la même époque, Brehmer, le fondateur du sanatorium de Goerbersdorf, en Silésie, établissait, lui ausssi, que le traitement de la tuberculose doit être l'exercice, la vie en plein air, l'hydrothérapie, une alimentation réconfortante et variée. Mais il ne faut pas oublier que ces deux médecins avaient été précédés dans cette voie par une infirmière de génie, miss Nightingale, qui n'avait pas craint de dire et de répéter que l'atmosphère la plus saine pour la chambre d'un malade, est un bon feu et une fenêtre ouverte, que le médecin doit s'efforcer de faire respirer à son malade un air aussi pur que l'air extérieur. Les médecins, qui calfeutraient leurs malades dans des chambres chaudement capitonnées, qui redoutaient comme la peste le moindre filet d'air, cherchaient à ridiculiser cette petite garde-malade assez audacieuse pour ouvrir largement les fenêtres des chambres de malades. Les médecins avaient tort et l'infirmière avait raison. Pour les phtisiques, respirer un air pur, c'est littéralement respirer la vie.

Henri Bennet ne suivit pas le troupeau de Panurge; il s'enròla sous la bannière de miss Nightingale, et il dit aux phtisiques : « Théoriquement la valeur de l'air pur est universellement acceptée par les médecins de tous les pays : pratiquement elle est presque constamment négligée. En effet, on dort dans une atmosphère tellement viciée par la respiration, par les produits excrétoires déversés dans l'atmosphère, que le sang en est empoisonné. Quand les poumons malades demandent l'air le plus pur, on ferme portes et fenêtres sous prétexte de refroidissement.

Les malades suffoquent, et pour les soulager on leur donne de l'opium, au lieu d'ouvrir leur fenêtre. Il faut vivre jour et nuit dans une atmosphère maintenue constamment pure par un courant d'air qui traverse la chambre, en allant d'une fenêtre plus ou moins largement ouverte à la cheminée ouverte également. »

Ces sages conseils furent répétés par Lancereaux et Lagneau qui montrèrent l'influence désastreuse de l'air confiné sur le développement et la propagation de la tuberculose, et surtout par Peter qui disait : « L'homme est un animal, et comme tel, né pour vivre en plein air. La vie civilisée a changé tout cela. Au toit du firmament on a substitué le toit artificiel, l'air emprisonné et empoisonné. » Peter dit encore : « Je ne sais rien de plus hideusement fétide que la chambre à coucher d'un phtisique riche. C'est un endroit soigneusement clos, où il est interdit à l'air d'entrer, comme à l'espérance : bourrelets aux portes, bourrelets aux fenêtres, épais rideaux enveloppant le lit, où le malheureux phtisique mijote à l'étuvée dans sa moiteur et dans son air vingt fois respiré, vingt fois souillé déjà par le contact de ses poumons altérés. » On dit souvent que dans une grande chambre l'air est moins vicié que dans une petite chambre. C'est une erreur.

Plus une chambre sera vaste, plus sera reculé le moment de la viciation absolue de cet air; mais dès que cette infection sera produite, il sera très difficile d'y remédier, si on ne possède pas de puissants moyens de ventilation.

L'*air confiné* des chambres closes est malsain. Il importe de savoir pourquoi il est néfaste aux malades et particulièrement aux phtisiques. On s'est demandé si l'air confiné cesse d'être respirable parce qu'il contient une trop faible quantité d'oxygène. Leblanc a démontré que l'air d'une salle de cours contenant 1.000 mètres cubes d'air et 1.000 auditeurs pendant une heure avait perdu seulement 1 0/0 d'oxygène. Comme d'autre part Paul Bert a démontré que l'air respirable pouvait perdre sans inconvénient 15 0/0 d'oxygène, le malaise éprouvé par les phtisiques n'est pas du à la diminution de ce gaz. On s'est alors demandé si les accidents n'étaient pas dus à l'accumulation de l'acide carbonique exhalé par les poumons pendant l'acte de la respiration. Les patientes recherches de Reiset ont montré que l'air extérieur contient 0.3 0/00 d'acide carbonique. Oertel en a trouvé 0.8 0/00 dans l'air d'une brasserie de Munich et d'une salle de cours. Mais, comme Pettenkofer a pu respirer sans aucun malaise pendant une heure dans une atmosphère contenant 10 0/00 d'acide carbonique, et comme Brown-Séquard et d'Arsonval ont pu respirer, sans être incommodés, des mélanges gazeux contenant 20 parties d'acide carbonique pour 60 parties d'air, il est bien certain que le mauvais effet de l'air confiné sur les phtisiques n'est pas dû à l'accumulation de l'acide carbonique.

Une expérience ancienne et très précise de Gavarret a considérablement éclairé cette question. Ce savant physicien avait introduit des animaux sous une cloche, et bien qu'il remplaçât l'oxygène dès qu'il était absorbé, et qu'il absorbât l'acide carbonique dès qu'il était produit, les animaux moururent. En renouvelant cette expérience, Hammond, de New-York, constata que cet air, devenu irrespirable, chassé à travers une solution de permanganate de potasse, la décolore parce qu'il renferme une grande quantité de matières organiques. Plusieurs physiologistes allemands virent aussi que l'air asphyxiant renferme une quantité notable de substances organiques, puisqu'il colore en jaune l'acide sulfurique et en rose une solution concentrée de nitrate d'argent. Brown-Séquard et d'Arsonval ont contribué à démontrer que la toxicité de l'air confiné est due à des vapeurs organiques: ils ont recueilli, dans un appareil réfrigérant, les vapeurs contenues dans l'air expiré par un homme : ils ont injecté le liquide ainsi recueilli sous la peau de lapins ou de cobayes qui sont tous morts. Ces expériences montrent que le poumon exhale de la vapeur d'eau chargée de poisons. L'assimilation des aliments et la désassimilation des tissus remplit notre corps de principes toxiques pour nous-mêmes. Nous les éliminons par les fèces, les urines, la sueur, l'exhalation pulmonaire. Or, il ne vient à l'idée de personne de réabsorber les poisons éliminés par les reins ou la peau : pourquoi réabsorberions-nous les poisons exhalés par la surface pulmonaire en respirant un air déjà respiré ?

Nul ne connaît le bonheur du phtisique qui quitte sa chambre empestée pour vivre au grand air, s'il n'a éprouvé lui-même les bienfaits de ce contraste. En 1876, après avoir passé plusieurs mois entre les quatre murs d'un petit appartement de Paris, j'arrivai sur la côte française de la Méditerranée, et d'après les conseils d'Henri Bennet, je m'étendis tout le jour au soleil ; la nuit, je laissai ma fenêtre entr'ouverte ; je m'alimentai bien, je bus beaucoup d'huile de foie de morue. Je commençai à ne plus désespérer et j'aperçus ces lueurs d'espoir qui réchauffent le cœur du malade comme le font les feux fugitifs du soleil couchant. Et comme le dit Voltaire : « L'espérance de guérir est déjà la moitié de la guérison. » Puis les forces revinrent, je pus marcher, faire quelques petites promenades, passer de bonnes nuits, reprendre un peu de goût à l'existence. Je ne trouvais déjà plus que le soleil de ma vie se couchait ; je le voyais se lever chaque matin avec bonheur et chaque jour luire trop peu de temps pour me permettre de jouir à loisir de l'air pur, de la vive lumière, de la mer bleue, du ciel, de la terre, de tout. C'est si bon de se sentir renaître! il semble qu'on n'a jamais vécu. Cette vie dans l'air pur, nuit et jour, réveille l'appétit, améliore la digestion, supprime les quintes de toux, facilite l'expectoration et les mouvements respiratoires, invite au sommeil calme. Et lorsque le phtisique a un accès de fièvre vespérale, cet accès passe presque inaperçu pour lui, il n'éprouve aucun malaise, et s'il ne prenait pas sa température, il serait persuadé qu'il n'a pas de fièvre. Le plus souvent la fièvre et les sueurs disparaissent peu à peu.

Il ne faut pas se contenter de dire aux phtisiques : « Vivez au grand air nuit et jour » ; il faut leur donner des indications minutieuses. Commençons par la nuit. La règle générale est celle-ci : en entrant le matin dans la chambre d'un phtisique, on doit croire que l'on entre dans une pièce qui n'a pas été habitée pendant la nuit. On peut obtenir une ventilation suffisante par plusieurs artifices. On peut ouvrir des vasistas placés à la partie supérieure des fenêtres. Berthenson a vu à l'hôpital de la Croix-Rouge, à Pétersbourg, que par ce mode d'aération, lorsque la température extérieure est de 20° au-dessous de zéro, la température des salles étant de 17° au-dessus de zéro, il faut quatre heures pour l'abaisser de 1°. Les phtisiques qui ventilent ainsi leurs chambres ne courent aucun danger de refroidissement. On a aussi voulu réaliser cette aération nocturne, en remplaçant une partie des vitres par des couvertures en feutre ou des toiles de tentes qui laissent passer un peu d'air, ou encore par des vitres perforées de petits trous comme des écumoires. Mais le moyen le plus simple d'aérer une chambre pendant la nuit, c'est d'ouvrir ou d'entr'ouvrir une fenêtre. Il se fait un renouvellement d'air entre la fenêtre et la cheminée ou un tuyau d'évacuation. Bennet a montré en 1880 que sur les bords de la Méditerranée, dans une chambre ainsi ventilée pendant la nuit, le thermomètre ne descend jamais au-dessous de 10°, quelque froid qu'il fasse au dehors, même si l'on ne fait pas de feu. Bennet a vu aussi qu'il n'y avait guère que 1 ou 2° de différence entre une chambre hermétiquement close et une chambre ventilée. On voit donc qu'il n'y a aucun danger de refroidissement à courir, si on laisse sa fenêtre entr'ouverte pendant la nuit.

Il est cependant sage d'entraîner progressivement les malades. Dès les premiers jours de la nouvelle cure, j'habitue les tuberculeux à respirer l'air frais du matin et à ouvrir largement leur fenêtre quand ils sont dans leur lit, dès que la température extérieure atteint 8°. Puis, le soir, quand le malade est couché, on entr'ouvre pendant toute la nuit la fenêtre de la chambre voisine ; puis on l'ouvre largement ; ensuite on entr'ouvre la fenêtre de la chambre à coucher, en ayant soin de fermer les persiennes et les rideaux : puis on ouvre les rideaux ou les persiennes et on augmente la largeur de l'ouverture de la fenêtre. On peut placer un paravent entre la fenêtre et le lit. Je ne fais jamais ouvrir la fenêtre quand il pleut, ou même quand il a plu toute la journée : l'air humide est nuisible aux phtisiques.

En France, Bouchard, Constantin Paul, Dujardin-Beaumetz, Debove ont préconisé cette pratique hygiénique et n'ont eu qu'à s'en louer. Bouchard recommande aux phtisiques de se couvrir chaudement dans le lit avec des vêtements adhérents pour qu'ils ne puissent pas se refroidir s'ils se découvrent involontairement; la tête aussi doit être couverte pendant l'hiver. Debove, à l'hôpital Andral, a placé des tuberculeux dans une petite chambre carrée dont les deux croisées ont été enlevées; la nuit, des stores étaient baissés; les malades étaient chaudement couverts. Aucun d'eux ne s'est plaint du froid, même pendant les jours les plus rigoureux de l'hiver. Dans cette chambre la température a varié de 9° à 15° au-dessus de zéro; tandis que la température extérieure variait de — 2° à + 21°. Tous ces malades ont été extrêmement améliorés; chez tous, l'évolution de la maladie a été enrayée. Ce sont là des résultats bien remarquables, et ils ne font que confirmer les statistiques de Brehmer à Gœrbersdorf, de Dettweiller et Meissen à Falkenstein, et les anciennes observations présentées en 1887 par Brown-Séquard, qui a connu trois phtisiques caverneux complètement guéris par la vie diurne et nocturne à l'air libre.

Si le malade est très pusillanime et craint de laisser sa fenêtre entr'ouverte pendant la nuit, on pourra lui faire respirer de l'air pur à l'aide d'un appareil très ingénieux, imaginé par Leprévost, du Havre. L'air est puisé au dehors par un tuyau qui traverse la boiserie de la fenêtre, et arrive dans la bouche ou dans le nez du phtisique par un embout muni d'une soupape qui s'oppose au reflux de l'air pendant l'expiration.

Pendant la journée, le phtisique pratiquera la cure au grand air suivant des principes analogues. Dettweiler a fort bien dit en 1887 : « Le meilleur moyen d'habituer le malade à l'air est de l'y exposer étant couché. » Au sanatorium de Falkenstein et à ceux d'Honeff, de Davos et du Canigou qui ont été établis sur son modèle, les malades, en dehors du temps consacré aux promenades et aux repas, restent pendant toute la journée couchés sur des chaises longues confortablement rembourrées et installées dans des galeries ou des kiosques ouverts à l'air libre, Ils sont emmaillotés dans des couvertures de voyage ou des châles épais; ils peuvent avoir une boule d'eau chaude aux pieds. De cette façon ils sont chaudement vêtus et étendus comme dans leur lit; ils sont à l'abri de tout refroidissement même par des températures fort basses.

En dehors des sanatoria, dans les maisons

de campagne, dans les jardins d'hôtel, dans les stations d'hiver ou d'été, les phtisiques peuvent passer la journée étendus sur une chaise longue à l'abri d'un bosquet d'arbres. Ils peuvent aussi s'étendre sous une tente ou dans un kiosque munis de stores en paille, facilement mobiles; c'est là qu'ils déjeunent et qu'ils goûtent. (Fig. 1, 2, 3.)

L'installation la plus simple, la plus économique, est celle que j'ai signalée en 1890; elle est composée d'une vaste guérite de bains de mer capitonnée et dépourvue de siège. Cette guérite mobile est assez large pour que la chaise longue puisse s'y introduire. Le phtisique ainsi étendu est protégé contre le vent et le soleil. Si le vent tourne, on déplace la guérite et la chaise longue. Le malade peut avoir à côté de lui une table sur laquelle il installe son lait, son cognac, des livres; il peut aussi fixer à sa chaise longue une planchette, pour lire, écrire ou dessiner. (Fig. 4.)

Il faut qu'un thermomètre soit fixé à une des parois de la guérite, à peu près à la hauteur de la tête; car l'été dans le Nord et l'hiver dans le Midi, j'ai vu des phtisiques insouciants demeurer sous des tentes ou dans des guérites trop ensoleillées, et être pris de grands malaises avec tendance à la syncope et forte poussée de fièvre dépassant 39°.

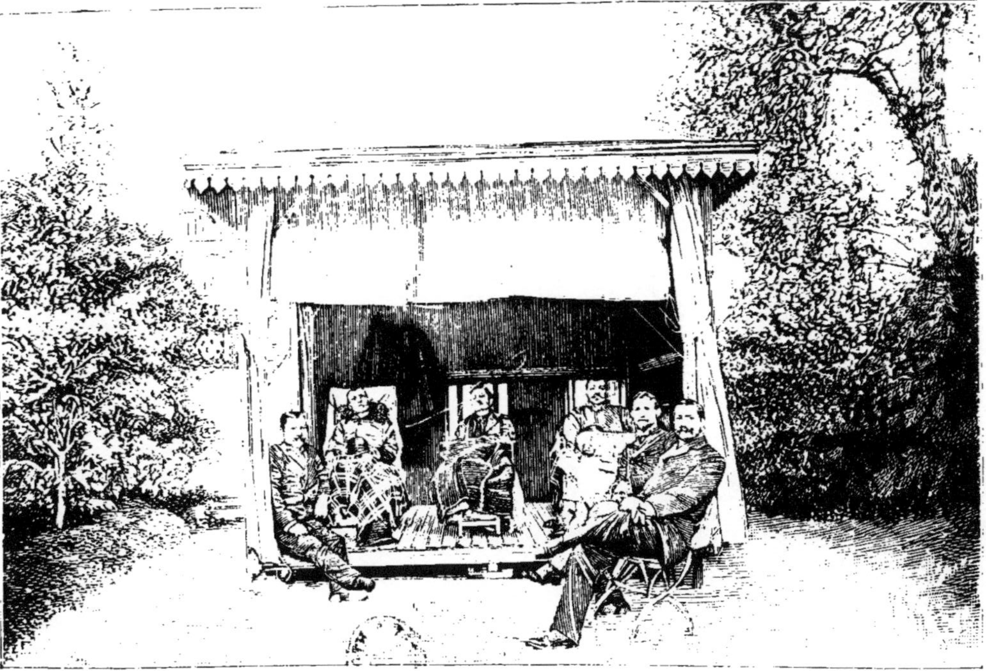

Fig. 1.

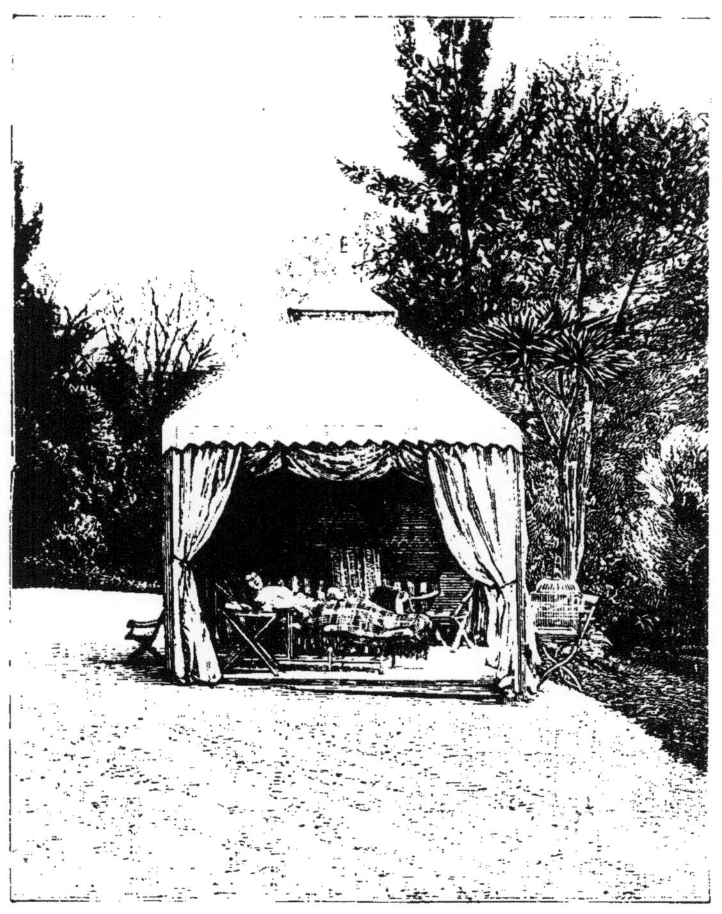

Fig. 2.

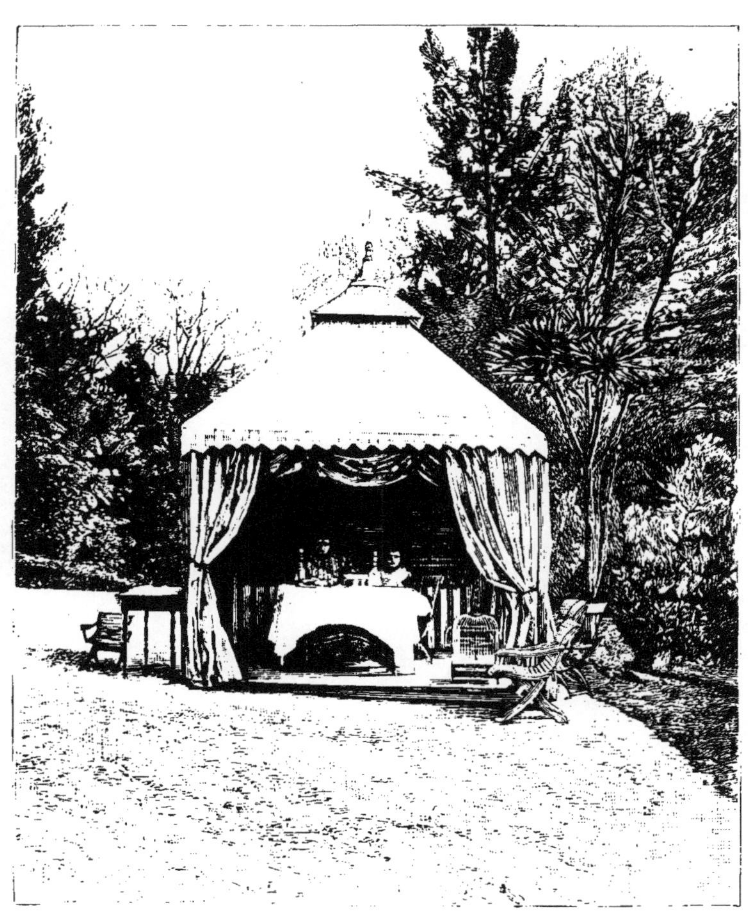

Fig. 3.

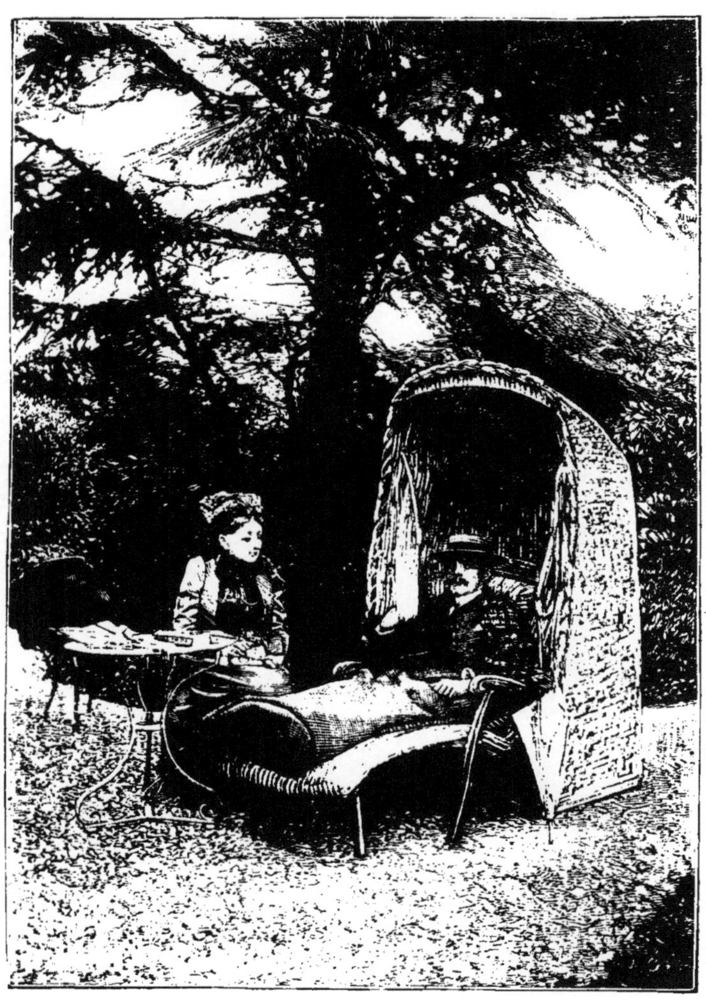

Fig. 4.

Chaque fois, j'ai arrêté ces accidents inquiétants en faisant rentrer les malades dans leur chambre, dont les volets restaient hermétiquement fermés: et. les jours suivants, la température du corps ne dépassait pas 37° 5. Aussi, maintenant, je prescris formellement aux malades de quitter leur tente ou leur kiosque, ou de déplacer leur guérite, dès que le thermomètre posé à la hauteur de leur tête atteint 20°. La cure à l'air doit être faite la tête à l'ombre et les pieds au soleil. En été, quand il fait très chaud, on doit rester dans sa chambre avec la fenêtre ouverte et les persiennes fermées.

On peut aussi faire la cure à l'air dans sa chambre pendant l'hiver, en ouvrant largement la fenêtre et en restant couché sur une chaise longue, chaudement emmailloté dans de bonnes couvertures. Quand, dans une chambre, la fenêtre est ouverte, le phtisique doit y être couché. On prend froid si on est assis: les pieds et les genoux se glacent rapidement. Il est bien certain que la circulation se fait mieux dans les extrémités inférieures. quand le sang arrive directement du cœur aux orteils, lorqu'il n'a pas à briser la résistance opposée par les deux angles droits formés par les articulations de la hanche et du genou dans la station assise. En outre la position assise permet difficilement l'enveloppement des membres inférieurs.

Dans le midi méditerranéen je recommande aux malades de fermer les fenêtres ou de rentrer au moment du coucher du soleil. Je ne fais pas cette prescription parce que la température baisse brusquement; car au contraire le thermomètre baisse très lentement, comme l'Indique le tableau suivant :

TEMPÉRATURE PRISE DANS UNE GUÉRITE AU NIVEAU DE LA TÊTE DU MALADE

| | 2 février. | 3 février. | 4 février. | 5 février. |
|---|---|---|---|---|
| 3 heures 1/2 . . . . | 11° | 12° | 14° | 12° |
| 3 heures 3/4 . . . . | 11° | 12° | 13° 5 | 12° |
| 4 heures . . . . . . | 10° | 11° | 12° 5 | 12° |
| 4 heures 1/4 . . . . | 9° | 10° 5 | 12° | 11° |
| 4 heures 1/2 . . . . | 9° | 10° 5 | 11° | 10° |

Mais à ce moment l'atmosphère devient subitement très humide, si bien que souvent les marches des perrons ou les trottoirs sont mouillés. Cette saturation rapide de l'air par la vapeur d'eau peut provoquer de graves accidents pulmonaires chez les malades qui ne sont pas encore endurcis aux intempéries. En effet, le poumon exhale un demi-litre d'eau en 24 heures, d'après les recherches de Valentin, Seguin, Dalton. C'est cette eau qui est chargée d'entraîner une partie des poisons qui encombrent l'organisme. Si l'air extérieur se sature brusquement de vapeur aqueuse, l'eau cesse d'être excrétée par le poumon, les poisons qu'elle entraîne normalement au dehors restent dans le sang, infectent l'organisme et le rendent peu résistant aux agents extérieurs. En outre, Berthelot a démontré que la saturation brusque de la vapeur d'eau échauffe momentanément le sang du poumon, et l'on comprend facilement que ce phénomène congestionne les organes de la respiration. Il ne faut donc pas respirer l'air extérieur au moment du coucher du soleil.

Si on prend ces précautions, non seulement les phtisiques peuvent supporter sans inconvénient le froid et même un certain degré d'humidité, mais encore ils s'habituent parfaitement aux perturbations atmosphériques, qui éprouvent si cruellement les tuberculeux vivant dans l'air confiné. Les hémoptysies ou les poussées congestives avec augmentation du nombre des bacilles dans les crachats, qui sont si fréquentes au moment des grandes baisses barométriques, sont excessivement rares pendant la cure à l'air.

Cette cure à l'air est indiquée dans tous les cas de phtisie pulmonaire. Mais elle produit des effets merveilleux chez les phtisiques dont la maladie prend, dès le début, une allure très rapide, même une forme typhoïde.

avec ou sans crachements de sang, si l'on profite du moindre temps d'arrêt dans l'évolution de la maladie. Je citerai, entre autres, l'histoire du premier malade ainsi atteint, que j'ai traité par cette méthode. C'était un jeune homme de 18 ans, qui au mois de juillet, est pris de malaises vagues, de faiblesse générale, de perte d'appétit. Le 22 août, on déclare qu'il est atteint de fièvre typhoïde. Le 28 août, on trouve de la matité à la base et à la partie moyenne du poumon droit et des râles sibilants dans tout le poumon ; les sueurs nocturnes surviennent. Le 1er septembre, 39°2 et délire; mêmes phénomènes les 1er, 2 et 3 octobre. Le 15 novembre, abcès à la marge de l'anus; le 28 novembre, deuxième abcès à l'anus. Le malade arrive à Cannes, il a chaque soir 39° à 39°6; il tousse beaucoup, dort mal, crache difficilement, mange très peu. Tout son poumon droit est mat, soufflant, rempli de gros râles; au sommet gauche, on perçoit de la matité, de la bronchophonie et un large foyer de râles fins. Cet état général et local ne s'amende guère qu'au milieu de janvier. A ce moment, je place le malade au grand air, pendant six ou sept heures par jour, dans une guérite. En quinze jours, l'appétit renaît et l'alimentation intensive est parfaitement bien supportée, l'expectoration diminue, la toux est peu fatigante et les nuits sont bonnes. Pendant les mois de janvier, février, mars, avril, il n'a que cinq ou six accès de fièvre sans véritable poussée congestive. A son départ, le 20 avril, le souffle a disparu dans toute l'étendue du poumon droit; la matité est transformée en submatité; les râles sont limités en arrière, autour de la racine des bronches; à ce niveau, la respiration est rude; elle est très faible au sommet en avant, et en ce point on perçoit de la bronchophonie. Au sommet gauche, les râles ont disparu; la main perçoit encore une diminution des vibrations vocales. Ce malade, qui vit l'été à la campagne, l'hiver à Cannes depuis trois ans, mène une vie calme et prudente, et ces énormes lésions sont en très bonne voie de cicatrisation: il ne tousse plus et ne crache plus. Il a pu, récemment, subir à Paris une grave opération destinée à guérir ses abcès fistuleux de la fosse ischio-rectale et de la région périnéale: cette opération, faite par le professeur Guyon, a parfaitement réussi.

Je pourrais citer plusieurs observations semblables: je signalerai seulement un malade, qui pendant la convalescence d'une poussée congestive très grave, a fait, à

Cannes, sa cure à l'air sur une petite barque. Depuis quatre mois, presque chaque jour, il entre dans son bateau vers neuf heures du matin, y déjeune et ne rentre qu'au coucher du soleil : il s'étend dans le fond du bateau, s'enroule dans ses couvertures et dort pendant une partie de sa promenade. Quand le vent est trop violent, même entre la Croisette et l'île Sainte-Marguerite, il fait sa cure d'air dans sa guérite ou dans un hamac ou sur une terrasse entourée de treillages et de stores mobiles. Quelquefois, il se promène dans une voiture découverte, dans laquelle il a fait installer une large planche qui lui sert de chaise longue.

Quelle que soit la méthode employée pour faire la cure à l'air, le pthisique arrive promptement à l'endurcissement. Il peut respirer sans aucun danger un air glacial s'il est bien enveloppé dans des couvertures. Quand j'entre, après le coucher du soleil, dans les chambres de mes malades, je les trouve emmaillotés sur leur chaise longue, la fenêtre largement ouverte, et je suis obligé de fermer cette fenêtre, car je ne suis plus endurci, comme eux, contre le froid. Ce système est bien préférable à celui qui consiste à éviter les refroidissements en fuyant le froid, en se confinant strictement. Car il arrive toujours un moment où on ne peut prendre toutes les précautions nécessaires, et un courant d'air provoque alors une poussée broncho-pulmonaire.

Non seulement le phtisique devient résistant, mais il est heureux de vivre au grand air. Toute la journée, il voit le ciel, la verdure, le va-et-vient de la route ou du jardin d'hôtel, il sent qu'il fait partie du monde, qu'il prend part à la vie. Et alors il devient impossible, même s'il rencontre un médecin hostile à ce genre de cure, de le forcer à rentrer dans cette chambre close, surchauffée, triste, où il passait de longues journées, morose, au coin d'un foyer desséchant, en tête à tête avec les idées noires, l'avenir sombre et le cruel désespoir. « La maladie, a dit Doudan, a des tristesses sans nom, qui ont des profondeurs sans fond, parce que la faiblesse s'y joint à l'irritation. » L'air, la lumière, ces deux grands agents de la vie terrestre, sont aussi les grands agents du bonheur du phtisique. Par la cure à l'air nous relevons son courage abattu, nous transformons son odieuse vie de reclus en une vie supportable; il devient aussi heureux que l'est un oiseau en cage rendu à son soleil et à ses arbres. Mais cette méthode de traitement n'a pas seulement un effet moral; elle a un excellent effet matériel, et ouvre la voie qui conduit à la réparation des lésions pulmonaires et de l'affaissement organique; quand elle est combinée avec une alimentation intensive, elle a des effets vraiment merveilleux au moment de la convalescence des poussées tuberculeuses aiguës. L'air pur favorise la nutrition et annihile les effets déprimants de l'air impur, qui est un poison.

Cette cure est longue, comme doivent l'être tous les traitements qui ont la légitime prétention de conduire le phtisique à une guérison définitive. Quand le médecin aura appris au malade à se nourrir et user du grand air avec prudence et persévérance, il faudra lui répéter longtemps que c'est le tuberculeux qui se guérit lui-même quand il se soigne énergiquement dès le début de sa maladie. Le temps est précieux, il n'y a pas un jour à perdre. Il faut quitter ses occupations, ses plaisirs, ses fatigues, et aller se reposer au grand air. Le médecin convaincu de la curabilité de la phtisie pulmonaire, imposera sa foi au malade éclairé sur la nature de son mal. Il lui inspirera confiance et le dirigera victorieusement dans le combat long et pénible qu'il livre à la maladie. En effet, il n'y a pas de transaction possible, si l'on veut guérir les phtisiques. Il ne s'agit plus de théâtres, de dîners en ville, de bals, de parties à la campagne, de séances au cercle ou au casino ; il s'agit de manger, de boire, de dormir, de prendre de l'air pur et rien que cela. C'est bien peu : mais la vie, c'est déjà beaucoup. Et puis, peu à peu on se fait des joies de malades, toutes petites, mais bonnes. Une fois la résignation obtenue, on sait mesurer ses désirs à ses forces ; quelques affections dévouées, quelques lectures agréables, quelques jeux paisibles, quelques mets désirés, le soleil, des sites variés, la confiance dans la guérison, suffisent à remplir la vie du phtisique jusqu'à la franche convalescence. On ne guérit que par l'observation persévérante de soi-même.

Souvent le grand ennemi de la résignation du malade, c'est sa famille. Les parents vous invitent à tenter toutes les nouvelles panacées. Ils sont effrayés de l'audace d'un médecin qui fait ouvrir ses fenêtres pendant la nuit, et qui place un malade au milieu d'un jardin ; on va l'enrhumer, il prendra froid, c'est un traitement insensé, etc. On est aussi terrifié quand on voit le médecin prévenir le malade qu'il est tuberculeux, que sa toux n'est pas celle d'un rhume négligé, qu'il est en proie à une maladie qui infecte son organisme tout entier qu'il doit se soigner pendant plusieurs années ; c'est de la dureté, de la brutalité, il faut cacher aux malades la nature de leur mal. Ces objections, ces lamentations sont excusables, car elles reflètent les opinions des anciens médecins qui craignaient l'air comme la peste. Il faut convaincre la famille par des raisonnements patients, et si on sait être persuasif, on triomphe rapidement des vieux préjugés. Puis l'amélioration et la joie du malade, ainsi traité, feront plus d'effet que tous les discours. Le phtisique ainsi amélioré comprendra qu'on ne guérit jamais qu'à la condition de ne se croire jamais guéri, qu'il faut choisir entre une existence sévère et rigide, conduisant à une guérison certaine, ou quelques mois de la vie ordinaire avec ses travaux et ses plaisirs, menant rapidement à une triste fin.

Nous avons vu que la cure à l'air pouvait être faite pendant l'hiver dans les climats froids comme Paris, l'Engadine, le Taunus, la Silésie ; mais il est certain qu'il est beaucoup plus facile d'en obtenir rapidement de bons résultats dans des climats tempérés, c'est-à-dire dans ceux où la température oscille ordinairement en 8° et 15°. Les phtisiques fortunés iront toujours pendant l'hiver respirer l'air pur des côtes méditerranéennes, et pendant l'été l'air pur des montagnes ; ils sont justement attirés par le soleil d'hiver, et par la fraîcheur d'été. Mais lorsque les malades ne peuvent faire les frais de déplacements coûteux, ils peuvent exécuter la cure d'air aux environs des villes qu'ils habitent en s'installant sur le tiers supérieur d'un coteau où ils seront protégés des vents et à l'abri de l'humidité : ils devront rechercher le voisinage des bois pendant l'été.

La cure d'air doit se faire au repos. La fatigue et par conséquent la marche exagérée sont les grands ennemis des phtisiques. Il faut leur doser la marche comme on leur dose les médicaments. Quand un tuberculeux n'a pas de fièvre, il peut fort bien marcher une heure le matin et deux heures l'après-midi. Mais s'il a de la fièvre le soir, il devra faire la cure d'air au repos, sur sa chaise longue, depuis le déjeuner jusqu'au coucher du soleil. Le matin il pourra faire une promenade d'une demi-heure ou d'une heure selon l'état de ses forces : le phtisique doit toujours se reposer avant qu'il sente la fatigue. Si, après une promenade matinale, il constate que sa température a été plus forte dans l'après-midi, le lendemain, il fera la cure au repos pendant toute la journée. Je connais un grand nombre de phtisiques qui à la suite d'une courte promenade faite pendant l'après-midi, voient leur température monter de 4 à 5 dixièmes, puis baisser au degré normal un quart d'heure après qu'ils se sont étendus. Chez une phtisique avancée, j'ai vu la température monter d'un degré après l'ascension de deux étages. Le phtisique ne doit jamais marcher pendant les 2 ou 3 heures qui précèdent le moment de la fièvre vespérale.

J'entends quelquefois dire que le repos affaiblit les phtisiques. C'est une erreur. Le phtisique gagne des forces en se reposant; son organisme conserve toute son énergie pour lutter contre la maladie. Je rencontre souvent un de mes premiers patients, absolument guéri depuis 14 ans. Je l'ai maintenu au lit, avec la fenêtre ouverte, pendant six mois.

Les tuberculeux, même ceux qui ont les apparences de la guérison, ne doivent pas se fatiguer. S'ils marchent 4 ou 5 heures par jour, s'ils font de grandes excursions, ils éprouvent des rechutes, des hémoptysies, des congestions broncho-pulmonaires quelquefois mortelles. J'ai vu une jeune fille qui, depuis un an, ne crachait plus et paraissait guérie, et qui malgré mes conseils faisait chaque jour de très grandes promenades, être prise subitement en pleine campagne d'une hémoptysie considérable, puis d'une broncho-pneumonie tuberculeuse qui l'emporta en quinze jours. J'ai soigné trois jeunes hommes, qui à peine guéris d'une tuberculose peu redoutable, reprirent, malgré les avis de plusieurs médecins, leur vie de chasseurs et de sportsmen : quelques mois après, la tuberculose reparut chez eux et tous trois sont morts. Je vois en ce moment deux hommes vigoureux qui, malgré une tuberculisation pulmonaire manifestée par des crachats bacillaires, s'étaient complètement remis et avaient les apparences de la guérison ; tous deux, pendant l'été dernier, ont fait de grandes marches, ont cessé de vivre de la vie de malades ; l'un est en pleine période de fonte purulente, l'autre a perdu les 12 kilos qu'il avait gagnés l'hiver dernier et ses crachats sont remplis de bacilles.

Les ascensions doivent être sévèrement graduées. Le plus souvent elles sont funestes aux phtisiques, et provoquent des rechutes ou des crachements de sang. Lorsque l'homme monte à pied, il accomplit un travail mécanique qui nécessite des combustions respiratoires indispensables pour fournir l'équivalent calorifique de la force mécanique dépensée pendant l'ascension. La consommation de matériaux organiques devient excessive. Les mouvements respiratoires et circulatoires s'accélèrent, d'une part pour rendre possible l'absorption de tout l'oxygène nécessaire à ces combustions, d'autre part pour débarrasser le sang de l'acide carbonique dissous. Ces efforts, cette usure excessive des matériaux de l'organisme sont désastreux pour les phtisiques qui n'ont rien à perdre et doivent tout gagner. Tout récemment j'ai vu un jeune phtisique qui, grâce à un long traitement à l'air, avait les apparences de la guérison ; à la suite d'une longue ascension, il eut une poussée congestive qui fort heureusement céda à 5 jours de repos et à une révulsion énergique.

On doit recommander aux phtisiques de ne pas parler en marchant, surtout lorsqu'il fait du vent, ou lorsqu'ils montent.

Si on ne condamne pas les malades, qui viennent dans le Midi, à la cure d'air au repos, on a les plus grandes difficultés à les retenir dans leur chambre. Ils vous disent qu'ils ont quitté leurs résidences sombres et froides pour jouir de l'air et du soleil, pour prendre de l'exercice. La séduction exercée par le beau temps sur les phtisiques entraîne à de nombreuses imprudences, et depuis 15 ans je vois que pendant les beaux jours les malades, laissés en liberté, se portent plus mal que pendant les mauvais jours, parce qu'ils font de longues et fatigantes excursions. Le phtisique est un être fragile ; même lorsqu'il a les apparences de la guérison, il doit vivre comme si une épée de Damoclès était suspendue au-dessus de sa tête ; il est semblable à un tableau qui n'a pas été verni et qui peut être victime du moindre accident. Il doit marcher peu, se coucher de bonne heure, ne pas fréquenter les lieux encombrés ou enfumés, ne pas bavarder pendant des heures entières. On dit que les tuberculeux doivent se distraire, c'est vrai, mais ce n'est pas dans le mouvement, c'est dans le repos qu'ils chercheront la distraction, dans la lecture, le dessin, la musique, l'étude raisonnée de la nature, quelques jeux paisibles, les promenades en voiture fermée ou demi-fermée. Ils doivent mener une vie méthodique pendant plusieurs années. Quand on est phtisique on meurt rapidement ou on guérit lentement.

La fatigue cérébrale devra être évitée. Tous les travaux d'études, d'affaires, toutes les occupations préoccupantes devront être abandonnées. Mosso, de Turin, a montré que le travail cérébral prolongé enlève de la force aux muscles, parce que le cerveau, qui travaille d'une façon exagérée, répand dans l'organisme une substance toxique ; et nous avons vu que le phtisique n'a pas le droit de fabriquer des poisons déprimants. Jamais l'on ne permettra au phtisique de vivre dans un bureau, même s'il a toutes les apparences de la guérison. Cette vie au repos dans l'air confiné est l'antipode de la vie au repos au grand air. Et même lorsqu'on ne peut choisir qu'entre la vie active et la vie du bureau, il faut choisir la première. Je connais deux officiers devenus tuberculeux, qui ont mis deux ans à obtenir l'apparence de la guérison ; pour éviter les fatigues ils se sont fait attacher à des bureaux d'état-major. Tous deux ont dépéri et ont eu de petites rechutes. Comme ils ne pouvaient pas vivre sans rien faire, je leur ai conseillé de reprendre du service actif, l'un dans l'artillerie, l'autre dans la cavalerie. Jusqu'ici ils ont parfaitement supporté cette nouvelle existence, tout en observant les ménagements compatibles avec les exigences militaires.

Mais lorsqu'on aura le choix, il ne faudra pas oublier que le repos presque permanent est la seule méthode qui diminue, et supprime même le plus souvent, les congestions tuberculeuses. Autrefois on disait aux phtisiques : allez vous promener l'hiver dans le Midi, l'été dans les montagnes. Aujourd'hui il faut leur dire : allez vous étendre l'hiver dans le Midi et l'été dans les montagnes. La promenade, la marche sont de grands ennemis pour le tuberculeux qui a toujours une tendance naturelle à abuser de ses très faibles forces, qu'il doit consacrer exclusivement à la lutte contre la tuberculose. C'est dans le repos horizontal que les malades convalescents des maladies graves se rétablissent; dans cette position tout effort est supprimé; l'organisme se recueille et n'est occupé qu'à sa régénération. Aussi le séjour à l'air et au repos, combiné avec une alimentation intensive, est la méthode la plus rationnelle à employer, pour ne pas perdre un atome de ces forces si précieuses, la plus efficace pour remonter les tuberculeux; elle est bien supportée par les malades, elle leur est agréable. Du reste cette cure méthodique commence à attirer l'attention des médecins et à avoir toute la confiance des malades.

# CHAPITRE XVIII

SOMMAIRE : Chauffage des appartements des phtisiques. — Frictions, lotions. — Hydrothérapie, compresse échauffante. — Gymnastique pulmonaire. — Vêtements. — Établissements fermés ou sanatoria. — Hôpitaux spéciaux pour les phtisiques indigents. — Voyages en mer.

Le phtisique ne doit pas chauffer sa chambre au-dessus de 15° à 16°, afin de ne pas être éprouvé par un trop grand changement de température en sortant.

*Le chauffage ne doit pas être obtenu avec un poêle, un calorifère, ou une cheminée à gaz, dont la chaleur est desséchante.* Dans un air chaud et sec, les tuberculeux sont oppressés et ne peuvent plus cracher, et comme leur expectoration renferme une quantité considérable de matières purulentes et toxiques, ils sont empoisonnés, et ont de la fièvre. S'ils sont obligés de vivre dans une atmosphère desséchée, ou si l'air extérieur devient brusquement très sec, ils devront étendre dans leurs chambres des serviettes mouillées ou pulvériser de l'eau chaude autour d'eux. Dès que l'on exécute ces pratiques, l'expectoration reparaît, la fièvre et l'oppression cessent, les crachats agglutinés à la surface des bronches se détachent facilement au contact de l'air chargé de vapeur d'eau.

Dans la maison d'un phtisique on n'ouvrira les bouches de calorifère que dans les corridors, les escaliers, les antichambres, les salles de bains, les cabinets d'aisance. La chambre de jour, la chambre de nuit et la salle à manger devront être chauffées par des cheminées. La salle à manger ne devra pas être éclairée par des becs de gaz placés au-dessus de la tête pendant qu'on dîne. J'ai vu plusieurs phtisiques se congestionner et même cracher le sang quand, dans les salles à manger d'hôtel, ils étaient placés sous la gerbe de gaz.

Les *frictions* et les *lotions* doivent faire partie de l'hygiène régulière du tuberculeux, qui devra exciter les fonctions de sa peau; car les excitations de cette grande surface nerveuse retentissent avec énergie sur la nutrition générale. Tous les matins ou tous les soirs, on le frictionnera sur tout le corps avec de l'alcool à 95°, ou de l'alcool aromatisé, ou de l'essence de térébenthine; on doit, après la friction humide, faire une friction sèche avec deux mains de flanelle, ou une serviette rude. Dès que le malade s'est refroidi pendant une marche ou une promenade en voiture, il faut, à l'exemple de Dettweiler, le mettre au lit, le faire transpirer, et le frictionner à sec sans le découvrir. On évite ainsi les fâcheux effets du refroidissement. Les frictions sèches et humides devront être faites le soir aux phtisiques qui ont des sueurs nocturnes, elles peuvent être pratiquées dans le lit, sans découvrir le malade; ou bien le patient se tient debout et découvre successivement la partie supérieure et la partie inférieure de son corps. La friction doit être rapidement exécutée, en 4 ou 5 minutes. La température de la chambre ne sera pas à ce moment inférieure à 12°.

Quand les malades auront une légère fièvre vespérale, ou une atonie générale de l'organisme, avec refroidissement fréquent des membres inférieurs, il sera bon de leur ordonner chaque matin une lotion fraîche avec de l'eau vinaigrée ou salée. Le phtisique se met à genoux au centre d'un large bassin en zinc ou en caoutchouc; on exprime sur sa nuque et sur son cou deux grosses éponges que l'on promène sur tout le tronc. L'eau doit être d'abord à 22°, puis progressivement, en dix jours, on descend à 12°. Après la lotion fraîche, le malade est frictionné vigoureusement, roulé dans une couverture de laine et placé dans son lit pendant 15 à 20 minutes. Ces lotions fraîches devront être conseillées avec une grande prudence aux phtisiques rhumatisants : chez de tels malades, on peut employer, selon le conseil de Lasègue, une immersion rapide dans un bain dont la température est de 3° inférieure à celle du corps.

Les *douches froides* de 4 à 10 secondes ont été données à tous les tuberculeux par Brehmer et Sokolowski, dans l'établissement de Goerbersdorf. Sur 106 cas traités pendant 6 mois par l'eau froide, ils ont observé 39 guérisons, 34 améliorations notables, 19 améliorations simples, 10 aggravations et 4 morts. Mais ces statistiques brutes n'ont aucune valeur : *Non numerandæ sed ponderandæ sunt observationes.* Il ne faut pas doucher tous les phtisiques.

Je connais très intimement deux phtisiques rhumatisants qui ont eu une pleurésie à la suite de quelques douches, données par un spécialiste très expérimenté. Il ne faut pas doucher les tuberculeux rhumatisants ou goutteux, ceux qui ont des lésions étendues ou de la fièvre ; et chez aucun phtisique, même chez ceux qui sont très résistants, il ne faut insister sur cette cure, si l'amélioration ne se manifeste pas dès les premières douches.

Il est une pratique hydrothérapique fort usitée en Allemagne et en Russie, la *compresse échauffante*, que je ne saurais trop recommander aux phtisiques qui ont des points de côtés, ou autres douleurs thoraciques. Sur le point douloureux on place une serviette imbibée d'eau froide et tordue, on pose par-dessus une triple épaisseur de flanelle et encore par-dessus une large feuille de taffetas gommé, et on serre le tout autour de la poitrine. Quelques minutes après l'installation de cet appareil, on sent une douce chaleur, la peau rougit fortement, et une heure après, si on enlève la serviette mouillée, elle fume, comme si elle sortait de l'eau bouillante. La compresse échauffante tient le milieu entre le cataplasme et le sinapisme ; elle est d'un emploi rapide et facile.

La *gymnastique respiratoire* doit être recommandée aux tuberculeux qui ont une atrophie des muscles thoraciques et cette étroitesse de la poitrine avec proéminence du sternum et écartement des omoplates, appelée poitrine de poulet, et déjà signalée par Mnésithée et par Arétée ; mais elle ne sera prescrite qu'aux malades non congestifs, qui n'ont ni fièvre, ni lésions en voie d'évolution ; elle produit d'excellents effets chez ceux qui ont des lésions cicatrisées et de l'emphysème autour d'elles ; elle fait pénétrer de l'air pur dans le fond des alvéoles pulmonaires ; cet air pur balaye l'acide carbonique et les produits infectieux qui s'y accumulent. La gymnastique pulmonaire peut s'effectuer sans appareils ; le phtisique fait au grand air, tous les quarts d'heure, quelques inspirations et expirations profondes par le nez. La respiration nasale est préférable à la respiration buccale parce qu'elle est plus lente. L'amplitude des respirations permet d'en diminuer le nombre, tout en rendant la dépense mécanique moindre. On peut joindre aux inspirations profondes des mouvements lents et rythmiques des membres supérieurs. Selon les préceptes de Dally, le malade se place contre un mur, au grand air, ou dans une chambre dont la fenêtre est ouverte ; il ramène les bras en avant horizontalement, puis les écarte en croix en penchant la poitrine en avant, retourne à la position initiale et répète cet exercice 5 ou 6 fois de suite : il peut aussi baisser les bras, puis les élever au-dessus de sa tête. Le phtisique pourra faire en plein air quelques exercices avec des ressorts à boudin sur lesquels on tire en éloignant les coudes du corps. Mais aucun de ces exercices ne doit être violent, et aucun ne doit être pratiqué dans les gymnases qui sont généralement mal aérés et pleins de poussière; tous doivent être faits au grand air. Le canotage et l'équitation ne seront permis, et encore avec une grande modération, qu'aux phtisiques présentant une guérison apparente depuis plusieurs années. L'escrime doit être absolument proscrite.

Les *vêtements* des phtisiques seront choisis avec soin; ils doivent être chauds sans être lourds, et assez épais, car les étoffes qui nous habillent, recueillent en partie les calories émises par la peau et les emmagasinent pour intercepter l'excès de sa radiation, lorsque le milieu ambiant se refroidit trop; donc il faut avoir des habits épais en hiver. Mais il ne faut pas avoir des habits trop légers en été, parce que les vêtements arrêtent les calories extérieures d'un milieu trop chaud; du reste les Arabes d'Algérie et d'Orient sont tout aussi couverts en été qu'en hiver.

Aussi faut-il les imiter quand on vient hiverner à Cannes, à Nice, ou à Menton. Sur la côte méditerranéenne il faut toujours avoir un pardessus, un châle ou une large pèlerine sur le bras, même par les plus beaux temps, afin de s'en servir lorsqu'on passe du soleil à l'ombre, ou si un vent brusque survient; on étalera ce vêtement supplémentaire sur le sol si l'on s'assied ou si l'on s'étend dans la campagne. On devra porter un large chapeau ou une ombrelle pour se garantir des ardeurs du soleil, qui congestionne très souvent les tuberculeux. Dans le Midi, les phtisiques, en rentrant d'une promenade au soleil, devront pendant quelques minutes mettre un pardessus dans leur appartement dont l'air est plus froid que celui de l'extérieur.

Le malade devra porter de la flanelle ou de la laine légère sur le corps, surtout s'il transpire facilement en marchant, parce que l'évaporation dans les tissus de laine est beaucoup plus lente et plus égale que dans les autres tissus. Or l'évaporation rapide de la sueur provoque des congestions broncho-pulmonaires chez les tuberculeux, surtout si à ce moment ils se trouvent dans un courant d'air ou dans une atmosphère froide. Les gilets de flanelle auront des manches complètes; les épaules doivent être soigneusement couvertes; on peut même à leur niveau doubler le tissu de laine; mais il est absolument inutile de porter des plastrons épais, des peaux de chat sur la poitrine; ces vêtements supplémentaires ne font qu'augmenter la transpiration et la susceptibilité des malades au refroidissement. Il faudra couvrir les jambes de caleçons, de chaussettes ou de bas de laine; le maximum de chaleur est donné par un bas de laine recouvert d'un bas de soie. Les extrémités du corps, même le cou et la tête, doivent être bien couvertes, car elles sont plus froides que les organes centraux. Ainsi François Franck a vu en 1880 que la température du cerveau est inférieure de 2/10es à la température du sang de l'aorte thoracique; et si on entoure le cou d'une épaisse cravate de laine, cette différence disparaît; on l'exagère au contraire en refroidissant le cou par une irrigation pratiquée à l'aide d'un manchon à double paroi.

Si l'on veut bien passer en revue les innombrables détails nécessaires pour constituer le traitement hygiénique de la phtisie pulmonaire, on voit combien il est difficile d'en obtenir l'exécution minutieuse et méthodique par des malades laissés en liberté et par conséquent mal surveillés. Et on envie le sort des médecins qui dirigent des instituts spécialement affectés à la cure de la tuberculose. Dans les *établissements fermés ou sanatoria*, le malade, isolé de son entourage, est livré à la seule influence médicale, et mis à l'abri des discussions, des hésitations, des conseils fantaisistes, et de la griffe des charlatans qui lui font absorber des panacées et le laissent vivre à son gré. Dans de tels instituts, l'alimentation, l'exercice et le repos, l'habillement, l'aération et le chauffage des appartements sont réglés avec une précision mathématique. Le spectacle de la discipline observée par l'ensemble des malades est un exemple encourageant pour les nouveaux arrivants, et cette école d'éducation mutuelle est très salutaire. Quand je prescris la cure à l'air et au repos à un phtisique, je l'envoie avec sa famille prendre quelques leçons auprès de 2 ou 3 malades déjà entraînés et accoutumés à cette cure; le bon exemple les éclaire mieux que tous mes conseils.

Si tous les médecins veulent bien recueillir leurs souvenirs, discuter les causes de leurs succès et de leurs insuccès, ils verront que la plupart des phtisiques guéris par eux étaient des gens dociles et intelligents. Or ces deux qualités sont rarement unies chez le même malade. Dans le sanatorium, l'autorité, la volonté opiniâtre, la science du médecin les remplacent. Les phtisiques doivent être surveillés à tout instant comme des enfants indociles et inexpérimentés: on leur évite ainsi toutes les complications dues aux refroidissements, aux excès de fatigue, aux écarts de régime alimentaire.

Le traitement des tuberculeux dans les établissements fermés était déjà reclamé en

France il y a vingt ans par Fonssagrives, en ces termes : « Ne songera-t-on jamais à créer pour le traitement des maladies chroniques des instituts loin des villes, et à réunir là tout ce que l'hygiène et la thérapeutique ont actuellement de ressources? Quelle joie pour un thérapeute convaincu, dans le maniement de ces grands moyens de l'hygiène dont on soupçonne à peine la portée, et en quelle pitié ne prendrait-il pas ces traitements boiteux que l'on institue dans les familles ou dans les hôpitaux, traitements dans lesquels une mauvaise hygiène neutralise souvent la besogne des médicaments qui, réduits à eux-mêmes, ne peuvent conduire à rien. » Dans les établissements fermés on a tort de ne pas recourir aux bons médicaments : huile de foie de morue, phosphates, créosote, vésicatoires, et dans les stations de cure ouverte, on a tort de ne pas donner une grande attention aux détails de la thérapeutique hygiénique. Il ne faut pas avoir de système exclusif; on doit adopter une méthode qui comprenne tous les agents capables de donner de la résistance à l'organisme contre les méfaits du bacille tuberculeux.

Les établissements consacrés exclusivement à la cure des phtisiques ont été fort bien étudiés par Frémy, de Nice ; ce sont ceux de Goerbersdorf, dans la Silésie, à 550 mètres d'altitude, fondé par Brehmer et dirigé actuellement par Wolf; de Falkenstein, dans le Taunus, près de Francfort, à 500 mètres de hauteur, créé par Dettweiler; de Reiboldsgrün, dans l'Erz-gebirge saxon, près de Dresde, dirigé par Driver; de Neuschmecks dans les Carpathes, en Hongrie, dirigé par Szontagh; de Rehbourg, dans le Harz; de Saint-Blazien dans la Forêt Noire, dirigé par Haufe; de Davos, dans l'Engadine, dirigé par Turban; de Honeff, sur les bords du Rhin, à 250 mètres d'altitude, dirigé par Meissen; de Aussée, en Styrie, à 700 mètres; de Gausdal, en Norvège, à 800 mètres; l'Adirondack Cottage Hospital sur les bords du lac Saranak, près New-York. Enfin depuis deux ans, Sabourin dirige un sanatorium établi sur le modèle de Falkenstein, au Canigou, à 130 mètres au-dessus de Vernet-les-Bains, dans les Pyrénées-Orientales.

L'établissement de Falkenstein est le modèle du genre. Dans ce sanatorium situé au milieu d'un beau parc, les malades passent la plus grande partie de la journée sur des chaises longues installées dans des galeries ou des kiosques couverts. C'est vraiment un spectacle curieux que de voir une centaine de phtisiques couchés dans la longue galerie demi-circulaire qui entoure le rez-de-chaussée de Falkenstein. Tous ces malades sont roulés dans leurs couvertures ; les uns lisent, les autres écrivent, d'autres dorment ou causent. Chacun a son crachoir; il est interdit de cracher par terre ou dans un mouchoir. Sauf avis du médecin, on doit descendre dans la salle à manger à 8 h. 1/4 pour prendre le premier déjeuner, et immédiatement après commence la cure à l'air. Il est défendu aux malades de remonter dans leurs chambres avant l'heure indiquée par le médecin. Ceux qui n'ont pas de fièvre restent ainsi couchés à l'air jusqu'à 10 heures du soir. Les galeries, les kiosques, sont éclairés au gaz; de grands rideaux de toile peuvent être tirés et protéger les malades contre le vent, la pluie ou le soleil. Les phtisiques qui ont de la fièvre rentrent vers 5 heures du soir et se couchent dans une chambre dont la fenêtre reste toujours entr'ouverte. Les promenades sont scrupuleusement graduées chaque matin pour tous les malades. Quant à l'alimentation, elle est l'objet de toute l'attention de Dettweiler qui répète souvent : « Ma cuisine, c'est ma pharmacie. » Une étable de 12 vaches est annexée au sanatorium. Le drainage des eaux d'égouts est fort bien installé et l'épuration se fait comme à Francfort par un mélange de chaux et d'alumine. On peut traiter 160 malades dans cet institut.

L'établissement d'Honnef, tout récemment créé par Meissen, ancien assistant de Dettweiler, est situé au milieu d'un bois de 25 hectares. Il a une belle vue sur la vallée du Rhin et les sommets des montagnes de l'Eifel. Il peut recevoir 120 malades.

Le sanatorium du Canigou, jusqu'ici, n'était pas à proprement parler un établissement fermé. C'était une station de cure où les malades disséminés dans des chalets et des hôtels se réunissaient sous des vérendas pour faire le traitement à l'air et au repos; ce n'était pas un véritable institut dans lequel le médecin fût le maître absolu de tous les détails de l'alimentation, du chauffage, etc. Mais on construit en ce moment un grand hôtel-sanatorium, où les malades seront surveillés et dirigés par Sabourin aussi bien que dans les établissements allemands. On a prétendu que les Français s'accoutumeront difficilement à la vie disciplinée des établissements fermés, c'est une erreur : la discipline n'est pas plus pénible pour le soldat français que pour le soldat allemand; et à la suite des essais que j'ai faits à Cannes depuis quatre ans, je suis certain que le tuberculeux français est aussi disciplinable que le tuberculeux des autres pays. La vie d'un sanatorium est bien douce si on la compare à celle de la caserne, du couvent ou même du collège. Aussi est-il très regrettable que de tels établissements ne se créent pas en France, surtout dans le Midi pour l'hiver et dans les montagnes pour l'été. On verrait qu'avec une hygiène rationnelle, disciplinée, poussée jusqu'à l'extrême limite, on peut rendre plus de services aux phtisiques, qu'en les bourrant de médicaments par la bouche, le nez, l'intestin, le tissu cellulaire sous-cutané, qu'en les faisant courir de l'est à l'ouest, du nord au midi à la recherche d'un climat idéal. On peut facilement éviter ces déplacements coûteux et peu fructueux en installant des instituts dans le centre de la France ; car les climats spéciaux pour l'été et l'hiver ne sont que des adjuvants au traitement hygiénique, ils ne l'aident que lorsqu'on sait en user, tandis que bien souvent on en abuse.

Les climats n'ont pas d'action spécifique et partout où on jouit d'un air pur, la tuberculose est curable. Les sanatoria pourront être établis partout où le sol sera sec, où les brouillards seront absents. L'établissement sera placé sur le versant oriental d'une colline pour être bien ensoleillé ; tout près du sommet du coteau pour ne pas être en contact avec les eaux stagnantes, et pour jouir d'une belle vue. Il aura un grand parc, boisé, en pente douce, rempli de bancs, de kiosques ouverts dont quelques-uns seront tournants, de guérites mobiles, de hamacs; quelques bancs pourront être munis de stores; on pourra aussi adopter un modèle de refuge fort ingénieux, que j'ai vu sur la plage de Hastings : c'est un double banc séparé en deux parties par un dossier plein, surmonté d'un vitrage, surmonté lui-même d'un toit, et qui se prolonge sur les bras du banc. De cette façon on est protégé contre le vent, d'où qu'il vienne. Les fenêtres de l'établissement devront être munies de vasistas; la salle à manger devra être bien ventilée, les lits n'auront pas de rideaux et ne seront jamais placés dans une alcôve; un ascenseur devra desservir tous les étages. Et surtout l'institut sera dirigé par un médecin convaincu de la curabilité de la tuberculose par l'hygiène, et persuadé que l'on n'obtient aucun résultat sans l'observation minutieuse des détails d'une cure, qui n'est efficace que par ses détails.

Depuis quelques années on voudrait créer en France et en Allemagne des *hôpitaux spéciaux pour les phtisiques indigents*. Il importe de bien préciser dans quelles conditions ces asiles peuvent être utiles. On a voulu d'abord créer en

France des hôpitaux d'hiver dans le Midi. Dès 1879 Ferrand s'est opposé avec juste raison à ce genre d'hospitalisation. « L'hiver, dit-il, se passe péniblement, sans doute, mais favorablement, je le suppose ; puis l'ouvrier phtisique revient à Paris, retrouve les exigences de sa situation plutôt accrues que diminuées, se remet à son labeur et s'y dépense plus qu'il ne peut le faire ; il se surmène d'autant plus, d'ailleurs, qu'il a plus d'arriéré et de temps perdu à regagner. » L'hibernation des phtisiques pauvres ne peut mener à aucun but utile, elle permettra seulement au malade revenu pendant l'été dans ses foyers de donner le jour à un ou deux candidats à la phtisie. J'ai déjà dit en 1880 et je répète que l'assistance donnée aux phtisiques indigents ne peut être efficace que si ces malades sont gardés et surveillés attentivement sans aucune interruption, pendant une période que l'on peut, sans être accusé d'exagération, fixer entre cinq et dix ans. Il faudrait donc créer des hôpitaux d'hiver et des hôpitaux d'été. Cette complication est inadmissible pour l'hospitalisation des adultes ; elle pourrait être tentée pour les enfants tuberculeux ou même scrofuleux. On pourrait avoir un hôpital d'hiver près de la côte méditerranéenne, dans les environs de Grasse, et des chalets d'été sur les montagnes qui entourent cette ville, par exemple à Thorenc qui est une parfaite résidence d'été. Si on établissait l'hôpital d'hiver aux environs de Nice, on pourrait établir la résidence d'été à Berthemont ou à Saint-Martin-Lantosque, dont le climat d'été est excellent. Un pareil essai mériterait d'être tenté sur une cinquantaine de petits tuberculeux. De cette façon, avec peu de frais et avec beaucoup moins de résistance de la part des malades, on pourrait pendant cinq ou six années consécutives maintenir des enfants sous une surveillance hygiénique de chaque instant, en faire des hommes et des femmes d'une excellente santé et capables de donner le jour à des êtres sains.

Mais pour obtenir un pareil résultat il importera de ne pas rendre les enfants guéris à leurs parents établis dans des villes : il faudra que l'Assistance publique les emploie aux travaux des champs, jusqu'à leur majorité ; car s'ils retournaient à la ville, à l'atelier, ils ne tarderaient pas à redevenir malades. La vie d'un phtisique guéri doit être une vie surveillée ; elle n'est exempte ni d'agrément ni d'intérêt, mais tout excès, toute grande fatigue lui sont interdits à jamais. A la ville, cette vie simple et austère est bien difficile à réaliser. Aussi je crois que si l'Assistance publique se donnait la peine de suivre jusqu'à 20 ans les enfants de Paris qu'elle a hospitalisés à Berck ou à Forges pendant six mois ou un an, elle verrait qu'un bien petit nombre d'entre eux sont devenus des ouvriers vigoureux. L'hospitalisation prolongée est seule capable de guérir la tuberculose des indigents, comme la cure prolongée est seule capable de guérir la tuberculose des riches. Cette opinion est soutenue avec une grande autorité par J. Bergeron, président de l'œuvre des hôpitaux marins.

Si l'on veut hospitaliser les tuberculeux adultes, et essayer de les rendre guéris à la société, il faut n'accepter que les sujets encore vigoureux et célibataires : s'ils sont mariés, ils quitteront l'asile dès qu'ils seront améliorés, pour aller gagner le pain de la famille ; et même avec les adultes célibataires on obtiendra de misérables résultats, parce qu'il est presque impossible de retenir des hommes qui s'échappent dès qu'ils vont mieux, tandis qu'on pourra faire des cures sérieuses et durables avec des enfants, surtout des enfants assistés que l'on peut diriger dans la voie de la guérison sans être importunés par les parents.

S'il est presque impossible d'obtenir, avec

les ressources actuelles de la médecine, la guérison des phtisiques pauvres, il serait au contraire désirable de fonder des sanatoria pour les phtisiques non indigents, mais peu fortunés et célibataires, qui moyennant une faible rétribution, environ 500 francs par an, pourraient consacrer plusieurs années à se guérir puis reprendre des occupations modestes et peu fatigantes, à la campagne. Depuis quinze ans j'ai vu un grand nombre de petits employés, de petits commerçants, qui abandonnaient leur gagne-pain pour venir passer un hiver dans le Midi; ils s'amélioraient, retournaient à leur travail, revenaient encore pendant un hiver, puis l'argent manquait et ils redescendaient peu à peu la pente qu'ils avaient montée. J'ai vu aussi plusieurs étudiants en médecine qui n'avaient pas assez de ressources pour faire une cure prolongée, et qui sont morts après avoir passé à de longs intervalles quelques mois dans nos stations d'hiver ou d'été. Je suis heureux au contraire de voir dans les stations méditerranéennes plusieurs jeunes médecins auxquels j'ai conseillé autrefois d'abandonner la vie des villes, les concours, les laboratoires, d'utiliser leurs modestes ressources à terminer leurs études et à venir dans le Midi attendre la santé et la clientèle; plusieurs d'entre eux ont conquis maintenant l'une et l'autre.

Nous avons bien sur le littoral méditerranéen des asiles, où les sociétés protestantes d'Angleterre et de Suisse envoient des institutrices tuberculeuses peu fortunées; mais ces malades ne sont soignées que pendant l'hiver, il ne s'agit donc pas encore là d'hospitalisation prolongée. Nous ne ferons pas beaucoup plus de cas du charmant petit hôpital fondée en 1868 par Arthur Hassel à 1 kilomètre de la ville de Ventnor, dans un des sites les plus délicieux et les plus abrités de l'île de Wight, car on n'y reçoit les malades peu fortunés que pendant 2 ou 3 mois; on n'y fait pas de cure longtemps prolongée. C'est fort regrettable, car le climat de Ventnor est doux: dans ce Madère anglais la moyenne des mois chauds est de 12°,4 et la moyenne des mois froids est de 5°,8: le parc est ravissant; les chambres confortables: il y a un salon pour six malades. L'asile peut recevoir 132 tuberculeux, qui payent chacun 12 fr. 50 par semaine; il est composé de douze bâtiments séparés, fondés chacun par un généreux donateur; à chaque étage, il y a une galerie vitrée où les phtisiques viennent en toute saison jouir du soleil en face de la mer. La ventilation est parfaite dans l'hôpital. Un ventilateur à hélice mû par la vapeur fournit 5,000 pieds cubes d'air par heure. L'air pur, pris au dehors, circule dans des tubes qui entourent le poêle, pour n'arriver dans les chambres qu'à la température de 16°. L'air vicié s'échappe par une ouverture pratiquée dans la partie la plus élevée du mur et est entraîné dans une cheminée d'appel qui le projette à plusieurs mètres au-dessus des habitations.

Si cette installation confortable était reproduite en France, si les malades étaient gardés pendant plusieurs années, et s'ils étaient tous célibataires, on rendrait de biens grands services à toute cette classe si intéressante des professeurs et instituteurs des deux sexes. Mais on s'obstine à ne vouloir faire que de l'hospitalisation d'hiver. Tout dernièrement un conseiller municipal de Paris venait me voir et me demandait comment il pourrait transformer un des hôtels de Cannes en un sanatorium pour les phtisiques du quartier qu'il représente à Paris. Je lui demandai tout d'abord ce qu'il ferait de ses malades pendant l'été : il me répondit qu'il les renverrait à Paris ; et il fut très étonné quand je lui dis que, dans ces conditions, je ne pouvais m'occuper de ce projet, qui ne présentait aucun intérêt médical et social.

En attendant les hôpitaux pour la cure permanente des phtisiques, il serait bon de créer des hospices où les tuberculeux indigents ne se guériraient peut-être pas, mais où ils pourraient rester autant qu'ils voudraient sans occuper dans un hôpital urbain la place d'un indigent atteint de maladie aiguë. Il y a de tels hôpitaux à New-York et à Londres. Celui de Brompton, créé depuis longtemps dans un des quartiers suburbains de Londres, est très confortablement installé. L'ancien et le nouveau bâtiments, situés au milieu d'un coquet jardin, sont fort bien ventilés, et toutes les parties, depuis les corridors jusqu'aux salles de bains, sont soumises à une température identique. Les médecins anglais prétendent qu'on y observe plus de succès sur les phtisiques indigents que sur les phtisiques riches qui s'en vont résider à Madère. En France, de généreux donateurs ont créé de petits asiles pour les femmes et les enfants tuberculeux, à Villepinte et à Ormesson ; à l'hôpital d'Ormesson les enfants sont soumis au traitement hygiénique sous la direction de Hérard et de Léon Petit. Ils vivent à l'air même par les temps rigoureux.

La gravure ci-jointe montre les enfants tuberculeux jouant dans la neige (fig. 5).

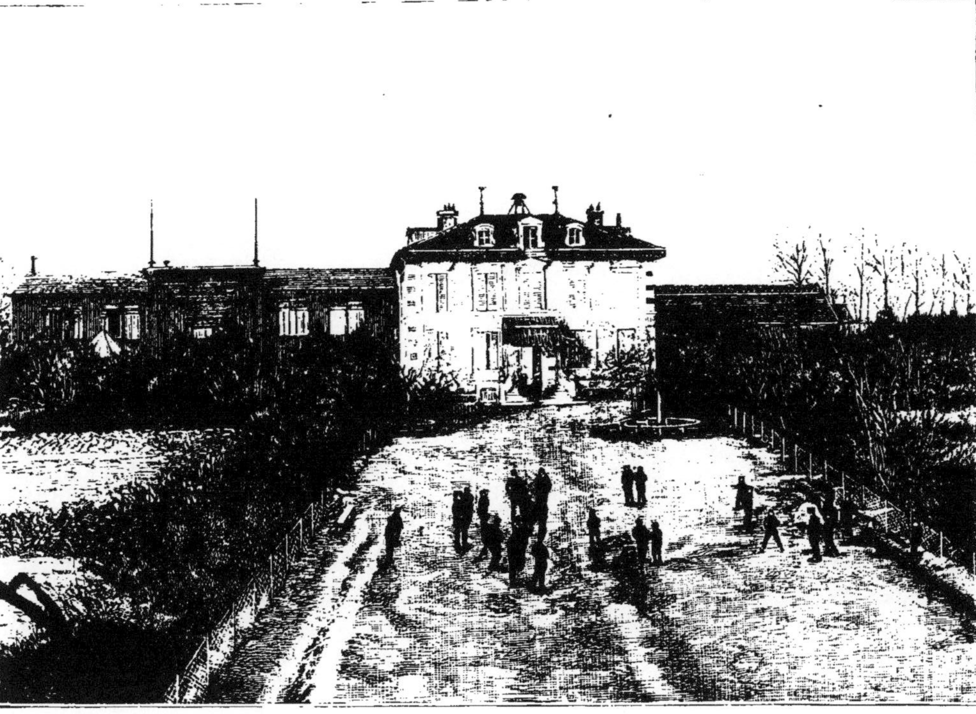

Fig. 5.

*Les voyages en mer* ont été recommandés aux phtisiques par les anciens médecins grecs et latins. Ils ont été de nouveau proposés par les médecins anglais. Les longs voyages effectués pendant plusieurs années sur un bateau très confortable, ayant des chambres larges et bien ventilées, un pont bien aménagé avec des refuges vitrés munis de stores, donnent d'excellents résultats. J'ai suivi et je suis encore plusieurs malades qui ont leur yacht, passent l'hiver à naviguer dans la Méditerranée, l'été à longer les côtes de l'Océan; ils vivent presque constamment sur le pont de leur bateau et la cure d'air ainsi faite leur est très utile. Le grand calme, la régularité de l'existence, l'absence d'occupation et de préoccupation sont très salutaires; on arrive rapidement à s'intéresser au bateau, à sa marche, au moindre incident de la navigation. On mange, on boit, on dort, on respire de l'air pur, on lit, on cause et on a vécu sa journée tranquillement.

J'ai vu plusieurs phtisiques qui avaient été sur des bateaux à voiles d'Angleterre en Australie, en passant par le cap de Bonne-Espérance; je dois dire que tous revenaient de leur voyage avec un état local et un état général aggravés. Ces voyages d'Australie sont mauvais, parce que les bateaux en commun, ou sanatoria flottants, sont toujours moins confortablement installés que les sanatoria terriens, où on peut étendre indéfiniment les aménagements, galeries, kiosques, hamacs, refuges, etc. On peut obtenir tous ces perfectionnements de l'hygiène moderne quand on est le seul maître de son bateau, mais on en est privé sur le pont d'un voilier chargé de phtisiques. En outre ces voyages nécessitent le passage relativement brusque d'une température moyenne à la température torride de l'Équateur. Aussi je préfère beaucoup les voyages dans la Méditerranée en hiver et sur les côtes de l'Océan en été. Cependant, même dans ces conditions, les malades auront à subir des mauvais temps ; car sur mer comme sur terre, il est impossible de trouver cet éternel printemps que les poètes seuls ont découvert et que les malades cherchent toujours. Mais on trouvera sur mer un air très pur. C'est ainsi qu'en 1884, le commandant Moreau a constaté dans l'air de la mer, à 200 kilomètres de la côte, 530 germes par mètre cube, tandis qu'à l'observatoire de Montsouris on en trouve 14,000.

Le trajet d'Angleterre en Australie se fait en 3 mois sur un voilier ; le voyage d'Angleterre en Nouvelle-Zélande se fait en 45 jours sur un steamer. On s'arrête soit à Gypsland, dans l'État de Victoria, soit à Hobart-Town, en Tasmanie, soit à Auckland, en Nouvelle-Zélande. Les bateaux font escale au cap de Bonne-Espérance, où l'on peut s'arrêter pendant plusieurs mois.

On a voulu condamner les voyages en mer, parce que deux médecins de la marine militaire française ont vu que les matelots meurent souvent phtisiques. Mais il importe de ne pas confondre un phtisique qui couche dans des entreponts mal aérés et celui qui navigue sur un bon yacht ; il ne faut même pas confondre le matelot qui couche dans des réduits mal ventilés et chargés d'impuretés, et le pêcheur qui couche à la belle étoile, dans le fond de sa barque non pontée. J'ai connu pendant dix ans un ouvrier phtisique qui s'est fait pêcheur et qui se portait assez bien. La vie sur mer est favorable aux phtisiques, quand elle est passée au grand air.

# CHAPITRE XIX

Sommaire : Climatalogie appliquée au traitement de la phtisie pulmonaire. — Mauvaise influence du froid humide ou de la grande chaleur. — Il n'existe pas de climat spécifique, de station possédant l'immunité contre la phtisie. — Climats favorables aux phtisiques; précautions à prendre dans ces stations. — Inconvénients des déplacements trop souvent répétés. — Air marin. — Stations hivernales du Midi de la France et de tout le bassin méditerranéen. — Stations d'automne. — Stations d'été. — Stations d'altitude.

*Il n'existe pas de climats spécifiques, de climats curateurs de la phtisie pulmonaire*, mais il existe des climats qui entravent, et d'autres qui aident puissamment l'action des agents hygiéniques employés à la réparation de l'organisme. Dans certains climats, il est facile de faire la cure d'air; dans d'autres, cette cure est très difficile à pratiquer. Même dans les climats favorables, il faudra prendre les plus grandes précautions: il n'existe pas dans le monde entier un lieu de résidence pour les phtisiques, où ces malades puissent vivre de la vie des gens bien portants.

Les phtisiques doivent éviter les résidences froides et humides, ou celles qui sont balayées par des vents froids. Le froid abaisse la température du sang qui circule sous la peau, resserre les vaisseaux superficiels et refoule le sang refroidi vers les organes profonds : et alors les parties centrales du corps se refroidissent comme les parties périphériques. Pour rétablir cet équilibre rompu, il faut que les échanges moléculaires augmentent ; or il importe d'épargner aux phtisiques le moindre travail inutile. Lorsque le froid est momentané, le malade peut lutter contre lui par des doses répétées d'alcool, qui provoquent une excitation rapide, fugitive, mais suffisante pour faire remonter la température du sang. On peut aussi obtenir le même résultat avec des frictions.

L'action du *froid* est considérablement accrue par le *vent*. Quand l'air soumis au vent est sec, il se charge d'humidité aux dépens de toutes les surfaces qui en sont imprégnées, en particulier de la surface cutanée. Cette eau doit alors passer à l'état de vapeur, et pour passer de l'état liquide à l'état gazeux, elle consomme une certaine quantité de chaleur qu'elle emprunte au corps. Le vent froid est donc une double source de refroidissement.

L'*humidité* exagérée rend l'organisme très sensible au moindre abaissement de température, parce qu'elle enveloppe le corps d'une couche de vapeur qui absorbe la chaleur rayonnée par lui. On a dit que l'air humide était aussi utile dans la tuberculose que dans la pharyngite et le rhume de cerveau. Mais on a confondu l'action momentanée avec l'action continue d'un agent physique. Chez les tuberculeux une inhalation de vapeur d'eau faite pendant quelques minutes peut avoir une action très favorable sur la toux, l'expectoration, et indirectement sur la fièvre, surtout si l'atmosphère est exceptionnellement sèche : mais la vie dans l'air très humide est nuisible, même si cette humidité n'est pas froide. Ainsi Williams a écrit en 1875 que parmi les phtisiques anglais envoyés à Pau, à Rome, à Madère, dans les Indes occidentales, 32 à 45 pour 100 revenaient aggravés : tandis que parmi ceux qui émigraient sur les côtes françaises de la Méditerranée, en Égypte et au Cap, 10 à 21 pour 100 seulement revenaient aggravés.

Le phtisique devra éviter les lieux visités par les *brouillards*, formés simplement par la vapeur d'eau, comme dans le fond des vallées et sur les prés irrigués, ou constitués par un mélange de vapeur aqueuse et de poussières solides, en particulier de poussière de charbon, comme dans un grand nombre de villes anglaises. Ils sont l'indice d'une atmosphère profondément humide; en outre ils absorbent non seulement les rayons lumineux, mais encore les rayons chimiques du spectre solaire, qui ont une importante action sur la nutrition de tous les êtres vivants. C'est pour ces raisons que le *séjour dans les îles* n'a aucune action favorable sur la marche de la tuberculose, malgré la réputation usurpée par quelques-unes d'entre elles. Le seul avantage des îles est d'être à l'abri des vents de terre; mais on trouvera sur les côtes des refuges protégés des vents de terre par de hautes montagnes et beaucoup moins humides que les îles.

La *grande chaleur* est tout aussi nuisible que le grand froid, elle déprime les forces, provoque l'insomnie, enlève l'appétit, favorise les congestions, et condamne le phtisique au repos le plus absolu. Aussi faut-il bien se garder de passer l'été dans les stations méditerranéennes hivernales. Tous les malades qui, malgré mes conseils, ont passé les mois de juin et juillet à Menton, à Nice ou à Cannes, ont payé cette imprudence de leur vie. Et au printemps quand les premières chaleurs surviennent pendant quelques jours, les malades doivent fort peu marcher; sinon ils éprouvent des crachements de sang.

Les climats les plus différents ont été recommandés aux phtisiques; et maintenant encore les médecins oscillent entre les montagnes, les plaines, la mer, l'air chaud, l'air froid, l'air sec, l'air humide, l'air raréfié, l'air condensé, l'Équateur, le pôle Nord. Tout d'abord on se contentait de prétendre que ces airs si disparates étaient particulièrement favorables au relèvement des forces des tuberculeux; puis les théoriciens, grisés par le succès que leur faisaient à l'envi malades et médecins, cherchèrent à démontrer à l'aide de statistiques tortillées et fallacieuses que chacun de ces airs jouit de l'*immunité phtisique*, qu'en vivant dans cet air, on se guérit de la tuberculose, parce que les habitants qui le respirent ne sont jamais tuberculeux.

Les malades acceptèrent avec enthousiasme cette assertion qui répondait à un secret désir humain. Car bien avant de savoir que la phtisie était une affection parasitaire, on recherchait l'antidote de ce terrible mal. Chacun apportait son air spécifique et chacun était écouté. L'un venait avec son thermomètre préconiser les pays chauds, l'autre avec son baromètre vanter les altitudes; d'innombrables auteurs disaient que la phtisie était très rare sur les côtes de la Méditerranée ou dans les forêts de sapins. Ch. Martins et

Delaunay prétendaient qu'elle était encore plus rare en Islande, en Laponie et au Spitzberg : Beneke arrivait au même résultat pour les îles de la mer du Nord comme Norderney et Héligoland ; Boudin affirmait que la phtisie est inconnue sur les côtes humides et marécageuses où règne la malaria. On a dit qu'il n'y avait pas de phtisiques sur les hautes montagnes des Andes, à 3 ou 4,000 mètres d'altitude : mais on a dit aussi que les steppes de la Tartarie et le désert, situés à 50 mètres au-dessus du niveau de la mer, ne contiennent pas de tuberculeux. De sorte que les plaines et les régions basses avaient autant de droit à l'immunité que les montagnes.

Pendant vingt ans, après que l'enthousiasme pour l'air marin se fut apaisé, on ne jura que par les altitudes. La montagne recélait dans ses flancs tous les spécifiques contre la phtisie : la fixité de la température, d'après Hirsch ; l'air tonique et l'augmentation de l'énergie cardiaque, pour Brehmer ; pour Jourdanet, Jaccoud et la généralité des auteurs français, un air moins dense envoyant dans le poumon moins d'oxygène à chaque respiration, et forçant la poitrine à se dilater plus profondément et plus fréquemment. Enfin on ne pouvait manquer de dire que l'air des montagnes est aseptique et microbicide. Il est certain que Pasteur, Freudenreich, Miquel, ont démontré que le nombre des microbes contenus dans l'air va en diminuant quand la hauteur augmente, parce que plus on monte, moins on trouve d'êtres vivants, hommes et animaux. Le nombre des microbes, comme le nombre des phtisiques, est proportionnel à l'agglomération des êtres ; il y a peu de phtisiques sur les montagnes, parce qu'il y a peu d'habitants; on peut en dire autant des steppes. Si l'on crée des agglomérations d'humains mal nourris, mal vêtus, mal aérés, sur le sommet des pics ou au milieu du désert, on verra la phtisie s'y répandre tout aussi rapidement qu'à Paris ou à Londres.

Les influences climatologiques sont insuffisantes pour expliquer l'absence ou la fréquence relative de la phtisie pulmonaire dans les divers pays, ainsi que l'ont démontré Villemin dès 1867, puis Lagneau, Lancereaux, Bouchard. Cette terrible maladie n'est pas une affection climatérique, aussi ne guérit-on pas par le seul fait d'habiter dans un bon climat, et l'immunité des indigènes n'indique pas une action thérapeutique pour les immigrants. L'immunité est proportionnelle à la décroissance des centres de population, aussi bien dans les plaines que dans les montagnes, aussi bien sur les bords de la mer que dans les déserts. Autrefois les populations clairsemées ou nomades des États-Unis, du Brésil, du Labrador, ne connaissaient pas la phtisie, et maintenant ces pays en sont infestés autant que les nôtres.

On a cherché non seulement des airs, mais encore des sols jouissant de l'immunité phtisique, on a voulu étendre à la tuberculose la théorie des lieux, des sols indemnes, imaginée par l'école de Munich pour expliquer la marche du choléra et de la fièvre typhoïde. Ainsi Gauster, de Vienne, a prétendu trouver en Styrie, à Neumarkt, une localité située à 730 mètres d'altitude, jouissant d'une complète immunité, parce que le sol, composé de granit, de gneiss, de micaschiste, contient beaucoup d'eau, renferme un humus toujours humide, et produit une végétation luxuriante. Si cette assertion était vraie, Cannès devrait jouir d'une immunité absolue, car cette localité est presque entièrement située sur le granit et le gneiss, et sa végétation est luxuriante. Cependant il y a des phtisiques parmi les habitants de Cannes; il n'est pas d'année où je ne voie plusieurs indigènes tuberculeux. Cela n'empêchera pas les phtisiques de Paris, de Bruxelles, de Bucharest, de Londres ou de Moscou, de venir passer l'hiver à Cannes. Car on ne dit plus avec Broussais, Andral et Louis : « Tout pays où la pthisie ne règne pas est bon pour les phtisiques » ; ou avec Marchal de Calvi : « S'il existait de par le monde un pays où il n'y eût pas de phtisie pulmonaire, c'est là qu'on devrait pousser les phtisiques, eux et leur lignée » ; ou avec Bricheteau : « Les conditions de guérison pour les tubercules se trouvent dans certains climats d'une chaleur douce, et d'une température égale. Le remède est là ». Non, le remède n'est pas là ; il est dans une méthode complexe que nous avons longuement étudiée, dans les quatre chapitres précédents.

Il n'y a pas d'air possédant l'immunité, pas plus celui d'Orenbourg ou de Samara, que celui de Davos ou de Mexico, que celui de Gœrbersdorf, de Cannes ou du Caire. « D'ailleurs, comme le dit Bouchard, les phtisiques n'ont plus rien à attendre de l'immunité des lieux, ils sont déjà contaminés. » Tous les airs sont bons, pourvu qu'ils soient purs, qu'on puisse en jouir dans des localités confortablement installées pour les malades. Il convient de répéter avec Peter : « Il ne faut pas rejeter tel pays, parce qu'on y peut voir des tuberculeux, pas plus qu'il ne faudrait aveuglément adopter tel autre parce qu'on n'y en voit pas. » Cette idée de l'immunité a conduit à de regrettables exagérations. Ainsi de grands médecins ont dit : « Les climats d'altitude sont les agents curateurs dans le traitement de la tuberculose, tandis que les climats de plaine n'en sont que les témoins. » Quelle erreur! Les montagnes hautaines ne guérissent pas plus à elles seules que les modestes plaines; toutes deux sont de simples adjuvants du traitement hygiénique de la phtisie pulmonaire. Aussi j'avoue que je ne comprends pas les médecins éminents qui prétendent qu'il ne faut envoyer les phtisiques qu'à Davos, Samaden et Saint-Moritz d'une part; à Madère ou à Alger d'autre part. Quant aux autres stations, parmi lesquelles il faut bien admettre Hyères, Cannes, les environs de Nice et Menton, voilà ce que l'un d'eux en pense : « Ce ne sont que des stations de suppléance, moyens accessoires d'un traitement qui peut être utile, mais qui est certainement inférieur, parce qu'il n'est pas le meilleur possible; c'est le domaine des atermoiements et des demi-mesures, issus de l'aveuglement, de la routine ou du préjugé, transactions toujours regrettables. » Ainsi quand on envoie un phtisique à Alger, on prescrit « un traitement climatérique réel, à son maximum de puissance ». Quand on l'envoie à Cannes ou à Menton, on fait œuvre « d'aveuglement, de routine, de préjugé ». Cette distinction me rend rêveur, depuis 1881, époque à laquelle je l'ai lue pour la première fois. J'ai habité successivement Alger, Menton, Cannes, et je ne vois pas pourquoi la première station mérite tant d'honneur, et les autres tant d'indignité.

Du reste la climatologie des livres paraît être souvent bien fantaisiste, si on en étudie quelques fragments avec soin, en malade d'abord, en médecin ensuite. Ainsi partout, dans les ouvrages les meilleurs, on lit, que *Menton* est un bon climat pour les phtisiques qui crachent du sang, et que *Cannes* est très mauvais pour eux, parce que Menton possède un climat sédatif, et Cannes un climat excitant. C'est une erreur absolue. Cannes possède un climat relativement humide parce que cette ville repose sur un sol granitique et imperméable; c'est le pays des splendides jardins. Menton au contraire repose sur un sol calcaire et poreux comme du sucre; une heure après la fin d'une pluie, les routes sont absolument sèches: c'est le climat sec et tonique par excellence. A Menton les phtisiques rhumatisants ont quelquefois la poitrine congestionnée et n'ont jamais de rhumatismes. A Cannes ces tuberculeux n'ont presque jamais de congestions thoraciques, mais ils ont très souvent des névralgies et des rhumatismes. Le climat de Cannes est beaucoup moins tonique que celui de Menton. On a adopté l'opinion contraire parce qu'à Cannes le mistral, ou vent de nord-ouest, domine, et qu'à Menton les vents d'est l'emportent. Mais la climatologie médicale ne se fait pas à coups d'anémomètre, et si les médecins, qui ont cru découvrir la climatologie de la phtisie pulmonaire, s'étaient donné la peine d'examiner les trottoirs et les chaussées de Cannes et de Menton au moment du coucher du soleil, ils auraient eu l'idée de demander à des géologues quelle était la structure des sols, et ils auraient évité une erreur. Je cite cet exemple, mais je pourrais en citer bien d'autres. Les études climatériques ne peuvent être faites par des médecins voyageurs qui parcourent les pays au pas de course ; elles ne peuvent être que l'œuvre de patientes et longues observations. Je ne parlerai donc ici que de ce que je connais.

Les *résidences favorables aux phtisiques* doivent être baignées de soleil en hiver, et protégées du soleil en été. L'air ensoleillé est l'agent microbicide le plus puissant, et surtout c'est un merveilleux excitant de la nutrition. L'action de la lumière est toute-puissante sur les plantes : des ceps de vignes recouverts de toile noircie reçoivent du soleil une très grande quantité de chaleur ; mais comme ils ne reçoivent pas de rayons lumineux, ils n'ont que des fleurs sans fruits. Les hommes et surtout les hommes phtisiques sont très vivement impressionnés par la lumière. Aussi une station d'hiver devra offrir aux tuberculeux une prédominance de jours ensoleillés sur les jours sombres. Mais il faut bien se garder des exagérations et ne pas répéter avec un dicton italien : « Toutes les maladies viennent à l'ombre et se guérissent au soleil. » Il faut éviter les ardeurs d'un grand soleil. Dans les stations du Midi, il importe de protéger la tête et les épaules par une ombrelle épaisse ; le coup de soleil congestionne les poumons tuberculeux, même lorsque le malade est dans une voiture demi-découverte, comme un landeau à demi-fermé. Il faut se faire caresser, mais non pas mordre par le soleil. En été les résidences des phtisiques devront être voisines de belles forêts, bien aménagées, avec des bancs, des refuges, des routes et des sentiers. Non seulement les forêts donnent une ombre salutaire, mais elles exercent une action modératrice sur le vent, elles provoquent un régime régulier des pluies, suppriment les averses torrentielles et atténuent l'intensité des orages. Les pays qui désireront attirer les phtisiques devront se garder de déboiser.

La station idéale, celle qui sera choisie pour l'été ou pour l'hiver, ou comme résidence fixe, devra avant tout être éloignée d'une agglomération humaine, mais elle pourra être établie dans la campagne qui environne une ville. La température, la pression atmosphérique, l'état hygrométrique, ne devront pas éprouver des variations brusques et considérables; le froid ou la chaleur humides devront être évités, mais le froid sec avec des jours ensoleillés pourra être admis. Il importe que le phtisique puisse chaque jour marcher pendant une heure ou deux dans une atmosphère agréable. Il faut que l'air de sa résidence ait sur son organisme une action réparatrice, excite son appétit et améliore ses fonctions digestives et nutritives. Mais il importe de savoir que *dans les stations d'hiver ensoleillées, le malade doit prendre une multitude de précautions:* il ne doit pas sortir avant que l'air ait été réchauffé par le soleil, et il ne doit pas être dehors au moment du coucher du soleil: la chaleur est factice dans le Midi pendant l'hiver, elle est sous l'unique dépendance du soleil. Le malade devra avoir un vêtement de supplément, facile à enlever et à remettre tour à tour, quand il passe du soleil à l'ombre et réciproquement. Il doit être peu couvert quand il marche et plus couvert quand il s'assied dehors, ou même quand il rentre chez lui après une promenade au soleil. Il ne doit pas se promener en voiture découverte ; il évitera toute grande excursion ; la cure d'hiver, comme la cure d'été, doit être une cure au repos et au grand air. Le phtisique doit bien savoir qu'il n'est pas à l'abri de tout danger, parce qu'il est venu dans le Midi pour fuir les frimas du Nord ou dans les montagnes pour fuir les chaleurs lourdes des plaines. Il ne devra pas oublier que si, après une cure d'hiver ou une cure d'été, il reprend ses occupations, ses travaux, ses plaisirs, il perd tout le bénéfice obtenu ; la cure climatérique n'est qu'un adjuvant de la cure hygiénique et devra être continuée jusqu'à la guérison absolue.

*On a divisé les phtisiques en plusieurs catégories, et les stations en des catégories correspondantes aux différentes formes de la phtisie. Ces classifications sont absolument arbitraires*, parce que la tuberculose pulmonaire n'a pas de forme immuable ; ainsi tel phtisique verra sa maladie évoluer sans fièvre pendant plusieurs années, et tout à coup il aura un crachement de sang et une congestion tuberculeuse avec fièvre; tel autre cessera subitement d'avoir des hémoptysies et de la fièvre, puis son affection prendra une allure lente. On ne sait jamais si un phtisique torpide ne deviendra pas éréthique ou réciproquement. On doit se contenter de dire :

1° Il existe des phtisiques, des bons phtisiques, qui sont bien partout où il y a de l'air pur, à la campagne, dans les montagnes, au bord de la mer; pour ceux-là le choix d'un climat d'hiver ou d'été n'est pas difficile.

2° Il existe d'autres phtisiques, des mauvais phtisiques, qui sont mal partout, dont la maladie marche sans interruption. des *noli metangere:* ceux-là doivent rester chez eux.

3° Enfin il existe des phtisiques, et ce sont les plus nombreux, qui, de temps en temps, ont un peu de fièvre, des bouffées de râles autour de leurs lésions fixes, de petites poussées tuberculeuses à répétition; ceux-là doivent éviter le grand froid, les grandes chaleurs, la grande humidité; ils doivent fuir tous les excès matériels, aussi ne guérissent-ils qu'avec de la méthode et des soins méticuleux, même dans les meilleurs climats: pour eux la réglementation de la vie est aussi importante que le choix d'une résidence. Ainsi de tels malades pourront tout aussi bien se guérir à Menton qui a un climat sec et excitant, que dans les quartiers favorables de Cannes dont l'air n'est pas excitant et est plutôt un peu humide, si dans la première station ils prennent la précaution de faire bouillir de l'eau dans leur chambre quand il fait trop sec, si dans la seconde ils savent se préserver de l'humidité du matin et du soir, et s'ils ont la précaution de ne jamais rester assis dans un jardin. Il faut savoir user d'un climat moyennement bon en neutralisant ses défauts.

Quant aux malades arrivés à la dernière période, il faudra les laisser aller où ils voudront : s'ils sont dans le Nord ils pourront venir dans le Midi ; s'ils se lassent du Midi, ils pourront retourner dans le Nord ; pour eux le voyage désiré est un élément de bonheur qu'on ne saurait leur refuser. L'espoir de guérir par le soleil, l'espérance momentanée que l'on retrouve au foyer familial ne doivent pas être enlevés à des malades que l'on ne peut guérir ; et partout où ils seront, ils mourront, sans même avoir cette mort calme, que l'on vante partout et que l'on ne trouve nulle part.

Jamais on ne devra déplacer les malades au moment où ils ont une crise aiguë : il faudra profiter du début de la convalescence de cette crise pour les déplacer. Au moment des poussées aiguës, il faudra prescrire le repos; pendant ces périodes aucun climat n'est meilleur qu'un autre. Si une crise, même très faible, survient pendant un séjour dans une station d'hiver ou d'été, il faut plus que jamais imposer le repos. Les malades observent bien rarement cette prescription; aussi les stations du Midi et les stations des montagnes ont-elles la réputation d'activer la marche de la tuberculose chez les phtisiques éréthiques. Les montagnes, le Midi, n'ont aucunement ce fâcheux effet; ce sont les imprudences des malades qui le créent de toutes pièces. La phtisie de certains malades aurait marché moins vite, s'ils étaient restés chez eux dans leur chambre; elle a marché plus vite parce qu'ils se sont livrés dans un bon climat à des exercices intempestifs.

*Quelques phtisiques pensent que pour bien employer leur année, ils doivent parcourir la moitié de l'Europe, et ne rester qu'un ou deux mois dans chaque station.* Tout dernièrement, je voyais un tuberculeux qui s'était fait l'itinéraire suivant : séjourner à Cannes en décembre, au Caire en janvier, sur le Nil en février, habiter Tunis et Alger en mars, Cannes en avril, Arcachon en mai, Royat en juin, Saint-Moritz en juillet et août, Montreux en septembre et octobre. J'ai ainsi modifié cet itinéraire : séjourner à Cannes jusqu'au 10 mai, à Montreux jusqu'au 15 juin, à Saint-Moritz jusqu'au 10 septembre, à Montreux jusqu'au 1er novembre. Les voyages incessants sont néfastes pour les phtisiques, qui doivent, au contraire, mener une vie régulière et même routinière. Les voyages d'agrément, de ville en ville, en Espagne, en Italie, sont néfastes aux tuberculeux; la visite des musées, des églises, les soirées au concert ou au théâtre, sont très fatigants; il en est de même des excursions en Algérie, où l'on mange mal, où l'on est mal couché, mal logé; les malades reviennent toujours très aggravés de ces voyages de touristes.

L'*air marin* a été considéré comme un spécifique de la phtisie pulmonaire. Laënnec, après avoir passé deux ans sur les bords de la baie de Douarnenez, en Bretagne, revint convaincu qu'il n'y avait pas de meilleurs moyens à opposer à la phtisie que l'habitation sur les bords de la mer. Il avait vu que sur une population de 4,000 habitants la mortalité était de 140 par an, dont 3 tuberculeux seulement. Aussi, à son retour à Paris, il établit à l'hôpital des Cliniques une atmosphère marine artificielle à l'aide de varech ou goémon frais. « Douze phtisiques furent soumis à ce traitement pendant quatre mois. Chez tous la maladie est restée stationnaire: chez quelques-uns l'amaigrissement et la fièvre hectique ont même sensiblement diminué. Neuf d'entre eux, se croyant guéris, n'ont pas voulu rester plus longtemps à l'hôpital. Mais je dois avouer, dit Laënnec, que dans ce nombre un seul donnait des espérances réelles de guérison. Le varech nous ayant manqué au printemps. à raison des difficultés de son transfert, de ce moment la maladie a repris une marche rapide sur les trois malades restés à l'hôpital et les a conduits promptement au terme fatal. » Ces résultats n'étaient pas encourageants : l'adversaire de Laënnec, Broussais, s'en empara et affirma que l'air marin des côtes est mauvais, tandis que l'air marin de la pleine mer est salubre. « On a parlé, disait-il en 1832, de la navigation comme fort avantageuse; ce n'est sans doute pas la navigation sur les côtes. En pleine mer, à la bonne heure, la température est beaucoup plus uniforme : il s'élève de la surface une petite vapeur qui humecte les poumons et on respire un air vraiment salubre. Mais conclure de ce fait que la navigation et l'air maritime des côtes, surtout de Bretagne, soient favorables aux phtisiques. c'est par trop se méprendre. »

Le professeur Beneke, de Marbourg, en étudiant en 1883 les côtes allemandes de la mer du Nord, a vu qu'à Norderney et à Héligoland on constatait annuellement 8 morts par phtisie sur 10,000 habitants, tandis qu'on en constatait 38 à Francfort, 42 à Hambourg, 50 à Bruxelles. Il en conclut que « l'humidité qui résulte de la nature du terrain formant le sous-sol des villes est favorable au développement de la phtisie, tandis que l'humidité de l'air marin ne l'est pas ». Il prétend que l'air de la mer produit le ramollissement pulmonaire et la cicatrisation des cavernes beaucoup plus rapidement que l'air de la terre. Ce professeur allemand ne devait pas avoir observé un grand nombre de phtisiques, car il est très étonné de voir trois malades atteints d'induration des sommets, devenir cavitaires en trois ou quatre semaines; il est encore plus étonné de voir que leur état général s'améliore, qu'ils n'ont pas de fièvre et que leurs forces augmentent. C'est pourtant là l'histoire d'un grand nombre de malades, même dans les hôpitaux des grandes villes.

Les phtisiques peuvent difficilement vivre sur des côtes maritimes humides, sombres et froides; ils peuvent au contraire facilement vivre sur des côtes ensoleillées, jouissant d'une température douce, n'étant jamais visitées par les brouillards, et rarement par les pluies. Mais ce n'est pas parce que ces stations sont au bord de la mer, qu'elles sont utiles aux phtisiques.

L'air de la mer n'est nullement un spécifique de la phtisie. On a prétendu qu'il contenait du brome et de l'iode; les traces de ces corps sont insignifiantes, fort heureusement du reste, car les vapeurs d'iode et de brome sont néfastes pour les phtisiques. L'air marin contient peu de sel; au bord de la mer l'eau de pluie ne renferme que 0gr,05 à 0gr,01 de chlorure de sodium par litre. Ce ne sont pas là de bien hautes doses médicamenteuses: elles sont incapables de créer la spécificité de l'air marin contre la tuberculose. Sinon il faudrait admettre que l'air de la mer est spécifique de la constipation, parce qu'il contient du sulfate de soude et des sels de magnésie. On a prétendu que l'air de la mer était très chargé d'ozone; nous avons déjà réfuté cette assertion qui reposait sur des notions erronées. L'air de la mer est bon parce qu'il est pur, il n'est pas souillé comme celui de la terre par l'agglomération des hommes et des animaux; aussi il est vivifiant et il a une action merveilleuse sur les êtres chétifs qui ont été enfermés pendant longtemps dans les villes. Ainsi en décembre 1891 j'ai vu un enfant de 14 mois augmenter de 35 grammes par jour à Cannes, tandis qu'avec la même nourriture il n'avait pris à Paris que 5 à 10 grammes par jour en septembre et en octobre. A la même époque j'ai vu un jeune phtisique qui avait perdu 3 kilos pendant l'été, quoiqu'il eût été fort bien dirigé et soigné dans un sanatorium des bords du Rhin; il arriva à Cannes, et avec la simple nourriture d'hôtel, il gagna 1,500 grammes en quatre semaines, et reprit ses forces. Aussi je ne saurais souscrire à cette assertion : « Quant à la Riviera française, son action fortifiante est trop peu marquée pour prendre la valeur d'un élément thérapeutique de réelle importance. » L'air des côtes méditerranéennes est un air pur, vivifiant comme tous les airs purs; pendant l'hiver, il excite la nutrition, prépare la régénération de l'organisme, mais ne doit avoir aucun prétention à la cure radicale de la phtisie pulmonaire.

*Le Midi* aura toujours une attraction magnétique pour le malheureux tuberculeux qui est si triste au milieu du froid, de la pluie, des brouillards. Lorsque, à la fin d'octobre 1875, je quittai Paris, sans grand espoir de le revoir, je m'enfuyais vers le Midi, comme le noyé vers sa dernière planche de salut; je fus émerveillé, ayant laissé derrière moi, un soir, le verglas et un vent glacial, de me trouver tout à coup le lendemain matin dans une atmosphère douce et tiède, sous un ciel sans nuage, au milieu d'une verdure charmante. Je me croyais transporté en été par une de ces agréables matinées où l'on se sent heureux de respirer et de vivre. Depuis, j'ai refait bien souvent ce trajet, et toujours je pense à ce premier voyage, et à ce premier jour heureux, après tant de jours tristes. Chaque année je vais prendre des bains de soleil dans le Midi ; je ne puis oublier que j'ai recouvré la santé à Menton, puis à Cannes, et que j'ai vu beaucoup de malades sages, obéissants, intelligents, être aussi heureux que moi. Aussi je conseillerai à tous les phtisiques qui pourront quitter leur résidence d'hiver, de venir passer six mois sur les plages méditerranéennes entre Hyères et Menton. Sur ces côtes, il ne faudra pas demeurer dans les villes, mais seulement aux alentours. Ainsi on ne devra pas habiter *Nice*, mais Cimiez, Saint-Barthélemy, Saint-Étienne et les collines voisines. A *Cannes*, il faudra choisir une habitation dans la Californie, les Vallergues, Terrefial et la région du Cannet ; dans cette station on évitera le bord de mer entre la rue Hermann et le port, parce qu'à cet endroit quelques égouts viennent encore se jeter sur le rivage, et répandent des odeurs fort désagréables ; on évitera aussi les bords de la route d'Antibes et de la route de Fréjus, qui sont très poussiéreux. Le quartier le plus abrité est situé près du Cannet, au-dessous du grand Pin ; mais c'est justement le seul endroit où il n'y ait pas d'installations confortables. A *Menton* il faut éviter le bord de la grande route de la Corniche, qui est très poussièreuse, et habiter le bord de la mer ou les coteaux. Sur les collines qui entourent Menton et Cannes, on jouit d'une vue charmante et d'un air délicieux. On a voulu diviser la station de Menton en deux parties douées de climats différents ; la baie orientale, appelée Garavent, serait tonique, tandis que la baie occidentale serait calmante : une telle distinction est puérile. Menton est une station tonique ; c'est là qu'il faut envoyer les phtisiques affaiblis, qui n'ont ni appétit, ni forces. Il faudra plutôt envoyer à Cannes les phtisiques qui se congestionnent facilement ; si de tels malades préfèrent le séjour de Menton, ils devront alors habiter dans les vallées, sur le bord des torrents, dans une humidité relative.

Les tuberculeux trouveront aussi d'excellentes installations, hôtels et villas, à *Tamaris*, dans la baie de Toulon, *Costebelle et Sylva-*

*belle*, entre Hyères et Carqueiranne : à *Beaulieu* et dans la presqu'île Saint-Jean ; sur le rocher de Monaco et dans le quartier des Moulins qui est voisin de *Monte-Carlo*. C'est, à mon avis, ce dernier point de la côte qui est le plus protégé des vents, et s'il n'était pas si rapproché de la maison de jeu, ce serait le meilleur refuge pour les poitrinaires. Les malades doivent fuir les casinos, et surtout le jeu qui les énerve ; j'ai vu des cures, qui commençaient à donner d'excellents résultats, être complètement détruites par une dizaine de séances dans les salles de jeu. *Bordigherra*, *San-Remo* offrent aussi aux phtisiques de bonnes installations d'hiver. *Saint-Raphaël* et Valescure sont plus éventés que les stations précédentes, parce qu'ils ne sont pas protégés des vents d'ouest par l'Estérel, et des vents du nord par le massif des Alpes Maritimes. *Grasse*, située à 320 mètres d'altitude, à 20 kilomètres de Cannes, n'est pas immédiatement sur la côte ; il n'y fait pas aussi chaud que sur le littoral : mais pour les phtisiques convalescents, les environs de cette ville constituent un parfait séjour d'hiver. Les malades devront habiter sur la route de Vence ou sur celle de Draguignan.

A toutes les stations méditerranéennes françaises et italiennes, je ferai un reproche général; elles donnent leur soleil et de bons hôtels aux malades, et rien de plus; ce n'est pas assez. Je voudrais voir partout des bancs confortables et propres, non seulement sur le bord de la mer, mais sur toutes les routes, sur tous les sentiers de montagnes facilement accessibles pour les malades: je voudrais que chaque jardin public, chaque square, chaque petit bois eût un refuge, kiosque ou chalet, où les malades puissent se reposer, se mettre à l'abri du vent, de la pluie, ou du soleil; je voudrais pouvoir recommander à mes phtisiques un grand nombre de laiteries propres, qui fourniraient toujours du lait non étendu d'eau: partout sur le littoral, on a généralement du lait mouillé dès que les étrangers affluent. Dans le Midi, tous les marchands ne cherchent qu'à exploiter les étrangers, et ne se donnent pas la moindre peine pour être utiles, pour faciliter le bien-être des malades.

Un autre inconvénient du Midi, c'est le vent. Au mois de mars il y a du vent du nord-ouest ou du vent du sud-est: le premier domine à Cannes: le second à Menton. A ce moment les malades doivent sortir le matin de 9 heures à 11 heures, et l'après-midi de 3 h. 1/2 à 4 h. 1/2: pendant ces heures le vent n'existe pas. Plusieurs médecins pensent que les phtisiques doivent quitter la Riviera en mars et aller chercher un climat de printemps idéal, soit à Mérau, soit à Montreux, soit à Arcachon, soit à Lugano. Lindsay dit même qu'en janvier, les phtisiques devraient quitter la Riviera pour aller en Algérie, en Égypte, en Australie, au Maroc! Je puis affirmer qu'il n'y a pas de parfait climat de printemps, que les stations intermédiaires n'ont aucune valeur, que les phtisiques prudents, soumis, se portent beaucoup mieux en restant dans leurs résidences de la Riviera jusqu'au commencement de mai, que lorsqu'ils vont vagabonder en mars et en avril à la recherche d'une station idéale. Il est préférable d'aller directement de la station d'hiver dans la station d'été.

En arrivant du nord au midi, les malades devront prendre quelques précautions pour éviter les accidents de l'acclimatement, surtout s'ils s'installent dès le commencement d'octobre. Il faudra éviter le grand soleil, ne pas sortir de 11 heures à 2 heures, marcher peu, ne pas assouvir l'appétit exagéré que provoque le changement d'air, ne pas boire du vin pur, des liqueurs. Les mêmes prescriptions devront être suivies à la fin d'avril et au commencement de mai. Sinon on aura des troubles digestifs variés, surtout de la diarrhée ou de l'ictère. On pourra aussi subir des insolations qui provoquent des accès de fièvre, et même des hémoptysies. Les accidents de cette nature doivent être traités par le repos dans une chambre dont les persiennes seront fermées. D'autres malades sont énervés, ont des nausées avant les repas, dorment mal, ont de l'oppression ou des étourdissements ; d'autres ont des poussées d'eczéma, d'urticaire ; d'autres ont des névralgies faciales ou intercostales ; d'autres enfin ont des conjections nasales ou pharyngo-laryngées sans fièvre. Tous ces accidents sont calmés par les bromures ou le sulfonal.

Au moment des grands vents, il ne faudra pas oublier que la sécheresse provoquée par le mistral, a un excellent effet sur certains malades, mais en a de désastreux sur d'autres, si l'on ne prend pas la précaution d'étendre dans leur chambre des linges mouillés ou de faire bouillir de l'eau, dès que l'hygromètre descend à 60°. Grâce à cette pratique j'ai évité à des phtisiques bien des accidents, et surtout des hémoptysies. Les grands vents d'est et de sud-est énervent les phtisiques, augmentent la toux, les quintes et la difficulté de l'expectoration ; la morphine et les bromures rendent de grands services dans ces cas.

On a prétendu que l'air du bord de la mer est excitant, et que l'air des coteaux voisins de la mer est calmant ; j'avoue que je n'ai jamais fait une remarque probante à ce sujet. Mais je crois que les bords de la mer dans les stations sont souvent peu favorables aux phtisiques, parce que les égouts des villes viennent s'y jeter, et parce que la mer est très souvent bruyante et agaçante.

L'Italie offre, en dehors de la Riviera, un certain nombre de stations : *Pegli* et *Nervi*, sur le bord de la mer, aux environs de Gênes, fréquentées au mois d'octobre et de mai par les phtisiques, arrivant de la Pologne, de la Russie ou de l'Autriche et se rendant à la Riviera, ou inversement. *Pise*, climat un peu humide, pluvieux, mais dont la température est assez uniforme ; il doit être favorable à quelques tuberculeux, car j'en connais particulièrement deux, qui ont passé autrefois sept ou huit hivers à Pise, sur les conseils de Béhier, et qui sont aujourd'hui des hommes mariés et pères d'enfants superbes. J'y ai souvent envoyé au printemps des malades qui étaient énervés par les vents de la Riviera, et tous ont été favorablement impressionnés par ce changement de résidence. *Venise* a été autrefois très vantée par Carrière et par de Renzi, surtout parce qu'on n'y est jamais gêné par la poussière ; mais c'est une grande ville. On ne doit y passer que peu de temps ; cette station n'est fréquentée qu'au printemps et à l'automne ; on y prend quelques bains de mer, on s'y promène en gondole au milieu d'un calme si profond que l'on est enveloppé d'une pesante tristesse. Sur le lac Majeur, *Pallanza*, *Baveno*, *Strezza* ; sur le lac de Côme, *Bellagio*, sont de délicieuses résidences en mai, juin, septembre et octobre ; en été, il y fait très chaud ; en hiver, il fait froid, il pleut et il y a des brouillards. *Pouzzole*, *Castellamare*, *Salerne* ont de bons climats, mais n'offrent pas aux malades des installations confortables. On a beaucoup recommandé les résidences siciliennes de *Palerme* et de *Catane* ; j'ai vu plusieurs malades qui s'étaient enfuis de ces stations, parce que la nourriture et les logements y étaient déplorables et le vent violent. Je ne parle ni de Rome, ni de Naples qui sont des grandes villes malsaines et que les tuberculeux doivent fuir.

L'*île de Malte* ne possède de bonnes installation qu'à La Valette ; là, la vie est confortable et agréable, mais les malades qui y ont séjourné m'ont dit que pendant l'hiver le vent y est intolérable. J'ai visité cette île au mois de mai : il y faisait déjà beaucoup trop chaud pour des phtisiques ; il n'y avait ni bois, ni verdure autour de la ville.

*Corfou* est une résidence charmante : on

trouve aux environs de la capitale de l'île de jolies villas très confortables. La campagne est très gaie, on se promène sur de bonnes routes, bordées de vigoureux cactus, hauts comme des murs et plus épais que les haies les plus touffues ; la végétation est luxuriante ; les villages sont propres. Cette station est fréquentée par les Autrichiens et les Allemands du Sud qui s'y rendent par la voie de Trieste ; elle est beaucoup plus éventée que les côtes de la Riviera. J'ai visité cette île pendant l'été ; j'ai été charmé de son climat et des installations réservées aux étrangers.

Depuis quelques années, la Société des chemins de fer du Sud de l'Autriche a fondé une station d'hiver à *Abazzia*, dans le fond du golfe de Quarnero, en face de Fiume. On y trouve des hôtels, des pensions et des villas très confortables et bien installés au point de vue hygiénique. La vie y est très tranquille. D'octobre à avril inclusivement, on constate environ 4 ou 5 degrés de moins que sur la Riviera. De mai à septembre inclusivement il fait aussi chaud qu'à Nice. On peut faire à Abazzia une cure d'air comprimé ou d'hydrothérapie ; on y trouvera du kéfyr, et des routes en pentes installées pour faire la cure de terrain, selon la méthode d'Oertel.

On a prétendu qu'*Alger* possède un climat

spécifique contre le phtisie pulmonaire : j'ai été obligé de combattre cette opinion erronée en 1877. Je crois que personne aujourd'hui ne prétendra qu'Alger possède un climat plus favorable aux phtisiques que celui de la Riviera. On a cru que la caractéristique d'Alger était l'uniformité météorologique ; c'est le contraire. Parmi toutes les stations hivernales que j'ai habitées, je n'en connais pas une où les brusques changements dans l'état atmosphérique soient plus fréquents qu'à Alger. Les variations de la température, de la pression atmosphérique, de l'état hygrométrique sont bien plus considérables qu'à Menton et à Cannes. Le siroco est surtout à redouter. Quand ce vent brûlant souffle au printemps ou à l'automne, les conditions atmosphériques ordinaires sont bouleversées, le baromètre baisse de 10 à 30 millimètres, le thermomètre monte à 35°, à 40° à l'ombre et fait tomber l'humidité relative de 80 à 20 %. Quand il survient, les phtisiques sont anxieux, énervés, ils ont de la dyspnée, de l'inappétence, et très souvent des hémoptysies. Ce vent est très fréquent à Alger, il est très rare sur la Riviera ; je ne l'ai observé que 2 fois en 11 ans à Menton, et 1 fois en 5 ans à Cannes ; chaque fois, j'ai vu, comme à Alger, un certain nombre de phtisiques cracher du sang, avoir des poussées congestives, et la fin des moribonds être rapidement avancée.

L'humidité est quelquefois très forte à Alger. Je n'ai jamais eu aussi froid qu'aux environs de cette ville, quand le temps était humide avec une température de 5 ou 6°. Cette humidité se fait surtout sentir dans le quartier de Saint-Eugène, quand le vent d'ouest souffle. Si les phtisiques désirent hiverner à Alger, ils devront se fixer dans les jolis faubourgs de Mustapha qui commencent aux portes d'Alger pour s'étendre jusqu'à la colonne Voirol, située à 210 mètres au-dessus de la mer ; ils trouveront des hôtels confortables et quelques bonnes villas. A Mustapha inférieur on est abrité contre les vents du sud, la campagne est agréable ; le voisinage du Jardin d'essai, ou Jardin botanique, est très favorable aux petites promenades peu fatigantes : mais on est toujours désagréablement influencé par les variations atmosphériques brusques et l'humidité. Aussi à Alger et dans ses environs le phtisique aura à lutter contre les attaques de la nature brutale, et il n'a pas de forces suffisantes pour entreprendre cette lutte, dans laquelle il sera presque certainement vaincu. On peut se guérir à Alger, mais je dirai, malgré le climat.

Depuis quelques années, un certain nombre de phtisiques vont passer l'hiver à *Biskra;* il y a maintenant de très bonnes installations dans cette station, où l'on respire l'air pur du désert. J'ai vu deux malades qui avaient été enchantés de leur séjour dans cette station.

*Le Caire* est une des plus belles résidences d'hiver qu'on puisse rêver. C'est au pied des grandes Pyramides qu'il faut admirer la grande nappe de l'inondation brillante au soleil comme un immense miroir; çà et là au milieu de l'eau, de petits villages, des cahutes en terre perchées sur des éminences, des bœufs tranquillement couchés dans l'eau, des chameaux qui pataugent gravement dans la vase, de petites barques plates qui sillonnent l'onde boueuse, des groupes de longs dattiers qui laissent gracieusement tomber leurs palmes épaisses; sur la route endiguée, des Bédouins qui caracolent élégamment sur de jolis chevaux blancs; au fond, le Caire avec ses minarets sombres dessinant sur le fond clair du ciel les mille détails de leur fine sculpture, puis les collines sablonneuses du désert qui encadrent ce tableau calme et placide d'un sillon brûlant de lumière et de chaleur. On s'arrache avec peine à cette douce contemplation. Le soleil baisse vers l'horizon. Le désert prend une teinte grise indécise, puis s'enveloppe d'une vapeur violette d'un moelleux infini. Bientôt ce voile se déchire, les collines deviennent roses comme de jolies robes de bal, la pénombre envahit toute la nature, sur le bord des flaques d'eau, les ombres des chameaux qui rentrent au village ressemblent à de grandes carcasses fantastiques courant sur un lac de vif-argent, et derrière nous, les Pyramides apparaissent comme les portes noires de l'enfer au-devant d'une immense gerbe de feu que lance le soleil dans son dernier éclat.... Quel merveilleux spectacle! mais quel soleil traître! Le 22 octobre 1882, en revenant des Pyramides, j'ai eu une hémoptysie.

Il ne faut pas venir au Caire avant la fin de novembre, et il importe d'en partir au commencement de mars si l'on veut éviter le khamsin qui est aussi terrible que le siroco d'Alger. Nous ferons la même remarque pour *Hélouan*, petite station pour les bords du Nil, qui possède quelques installations confortables et un établissement d'eaux sulfureuses. A *Louqsor* les phtisiques trouveront de bons hôtels. Pendant une partie de l'hiver les malades pourront faire un *voyage sur le Nil* en dahabié. « Les effets les plus remarquables que j'ai observés au point de vue de l'arrêt de la phtisie, dit Walshe, m'ont été fournis par des individus vivant à bord d'un bateau sur le Nil. » J'ai vu plusieurs malades qui avaient été charmés de cette vie calme, béate de la dahabié, mais tous m'ont dit qu'il fallait prendre de grandes précautions contre le froid et les brouillards du matin. Je n'ai navigué sur le Nil qu'au mois d'octobre; c'est une délicieuse navigation; c'est si doux de se sentir couler au fil de l'eau étendu sur un bateau, de voir se dérouler les rives plantureuses du fleuve, les villages, les maisons de campagne, de croiser cent embarcations diverses et de faire sur le chemin une ample moisson de connaissances archéologiques.

Dans l'*île de Madère*, la ville de Funchall a eu autrefois la bonne fortune d'attirer un grand nombre de phtisiques. On a vanté l'égalité de sa température; on a prétendu qu'on pouvait y résider pendant toute l'année. J'ai vu un Anglais, un médecin allemand, et une Française qui avaient fait cet essai, et s'en étaient très mal trouvés. Le climat de Madère n'est nullement spécifique de la phtisie; c'est un air mou et humide, qui peut être utile pendant l'hiver à quelques phtisiques très congestifs. On a vanté le climat de l'*île de Ténériffe*, de *Mogador* et de *Tanger*. On a aussi vanté celui de *Tunis*: cette ville n'a aucune des qualités de salubrité, de propreté, de confort, de protection contre les vents, nécessaires aux stations hivernales.

*Pau* a un climat très humide et peu ensoleillé. Taylor et Duboué prétendent que dans cette station le nombre des pulsations diminue environ de 10 par minute, parce que la tension artérielle devient plus énergique ; c'est possible, parce que la fréquence du pouls est le plus souvent en raison inverse de la tension artérielle. A *Amélie-les-Bains* la température est plus chaude et moins humide qu'à Pau. Les malades sont enfermés dans une vallée très ensoleillée ; mais ils ne doivent pas faire d'excursions aux environs ; le printemps est troublé par des pluies abondantes et des vents violents. Je connais plusieurs malades, qui ont passé désagréablement plusieurs hivers sur nos côtes méditerranéennes et qui ont été très contents de leur séjour à Amélie-les-Bains. Aussi quand mes malades ne supportent pas l'air de Cannes ou de Menton, je les envoie à Pise ou à Amélie-les-Bains. Garraud, de Laval, a beaucoup vanté le séjour hivernal de *Dax* : il raconte que de 11 heures à 3 heures la température est rarement au-dessous de 12°, parce que le sol et l'atmosphère de cette station sont échauffés par l'énorme nappe d'eau chaude qui vient sourdre sur toute la surface de la ville de Dax. J'ai visité Dax au mois de mai, j'ai admiré ses sources d'eau chaude, ses établissements balnéaires qui rendent tant de services aux rhumatisants, mais je doute que les bords plats et monotones de l'Adour soient jamais aussi fréquentés que les côtes de la Riviera. J'ajouterai que de 1886 à 1890 on a enregistré à Dax 51 décès par variole, soit 99 pour 100,000 habitants. *Arcachon* et *Biarritz* sont surtout fréquentés par les phtisiques au printemps et à l'automne.

Arcachon possède un sol sablonneux et sec; cette station est très fière de sa forêt de sapins; on prétend qu'elle est sédative par l'absence de vents, qu'elle est tonique parce qu'elle est imprégnée de l'air marin, qu'elle est favorisée par une température uniforme. Cependant j'ai vu deux malades qui ont essayé de passer un hiver à Arcachon après en avoir passé plusieurs à Beaulieu et dans le faubourg de Nice appelé Carabacel, et ils ont regretté d'avoir fait cet essai.

On a prétendu que la *Touraine* possédait un bon climat hivernal. Bouvet a dit en 1878 à la Société de météorologie : « Si les climats de Tours et d'Angers avaient été mieux étudiés, il y a un demi-siècle, ils n'auraient assurément pas cette réputation de douceur qui leur avait été accordée fort gratuitement, car en réalité, ils n'ont rien qui doive les faire préférer à ceux de Rouen, de Laval et du Mans. » Ces pays sont humides, et chaque année les phtisiques de la Touraine viennent errer sur la Riviera.

Pidoux a prétendu que *Paris* était un bon séjour pour les tuberculeux : « Paris, dit-il, a une atmosphère moyenne qui n'est pas mauvaise, et qui est préférable pour les phtisiques à ses environs et aux départements voisins. » Je préfère tout au séjour des grandes villes.

Les phtisiques qui recherchent des stations hivernales où la vie est à bon marché, trouveront des installations confortables à *Montreux* et à *Territet*, situés à 375 mètres d'altitude, sur les bords du lac de Genève ; mais je dois dire que le climat n'est pas agréable avant le mois de mai : et même toutes les fois que j'ai été à Montreux au mois de mai, j'ai trouvé de la neige sur les montagnes voisines ; je me souviens qu'en 1885, le 19 mai à mon réveil, j'ai vu de la neige sur les sapins dans le jardin du Grand Hôtel de Territet. En 1891 il a neigé à Montreux le jour de la Pentecôte. Mais en automne, du 15 septembre au 15 novembre, Montreux et Territet sont des stations charmantes. Si en septembre il y fait encore trop chaud on monte à *Glion*, où les hôtels sont reliés avec les bords du lac par un funiculaire. Sur le petit plateau de Glion on jouit d'une vue délicieuse et d'un air très agréable. En Suisse, *Lugano* est aussi une bonne résidence en septembre, octobre et novembre; le lac de Lugano est encore plus pittoresque que celui de Genève; sur ses bords on jouit d'une chaleur douce, qu'on est heureux de trouver, lorsque après avoir eu froid à Lucerne pendant les mauvais jours d'été, on traverse le Saint-Gothard et on retrouve le bon soleil d'Italie, les palmiers, les dattiers, les caroubiers, toutes ces essences aimées des frileux.

*Méran*, dans le Tyrol, est une station excellente pour l'automne; pendant l'hiver il y fait froid: de 11 heures à 3 heures il fait quelquefois beau temps. Mais les malades qui ont passé successivement des hivers à Méran et sur la Riviera, quittent toujours cette première résidence au milieu de novembre pour venir à Menton, à Cannes ou dans les environs de Nice. Méran possède un très beau parc contenant des bancs propres et confortables, des kiosques de repos; des gardiens spéciaux interdisent aux promeneurs de fumer et de cracher par terre. Je dois avouer que sur la

Riviera nous ne possédons pas un parc aussi bien aménagé et aussi bien surveillé. Tout autour de la ville, il y a des bois où, pour un prix très modique, les malades sont promenés dans des petites poussettes. Méran possède un collège où on envoie les enfants délicats, qui y sont très bien soignés; on prend à leur égard des précautions hygiéniques, qu'il serait inutile de demander dans les collèges de Nice, Cannes et Menton, où pendant l'hiver les écoliers sont en récréation au moment du coucher du soleil. J'ai bien souvent regretté que nous manquions totalement d'un tel établissement scolaire.

Nous venons de voir que plusieurs résidences sont très favorables pour les phtisiques en septembre, octobre et novembre, qu'elles sont de bonnes stations d'automne. Quant aux *stations de printemps*, je puis dire qu'il n'en existe pas; le printemps est une saison variable et dangereuse partout, et les malades doivent à cette époque rester là où ils sont, en redoublant de précautions. Un certain nombre de malades abandonnent la Riviera le 15 mars, pour aller à Montreux, puis ils quittent Montreux le 20 avril pour aller à Paris, à Berlin ou à Vienne. Ils subissent successivement les excitations du printemps en Provence, en Suisse et chez eux. Ces trois printemps les congestionnent les uns après les autres.

Si la *Corse* voulait se donner la peine d'être propre, elle pourrait être la plus délicieuse résidence d'été et d'automne du monde entier. *Ajaccio* est une résidence très agréable du 1er octobre jusqu'au milieu de décembre. Pendant l'été les malades n'auraient que l'embarras du choix entre les montagnes qui entourent *Orezza*, et celles qui avoisinent le Monte-Doro. J'ai parcouru la Corse au mois de juin; quel admirable pays, quel climat doux, quel air pur et vivifiant! Les hauteurs qui environnent Ajaccio sont vraiment fort jolies. Partout de la verdure, des oliviers sauvages, verts comme des pommiers, des broussailles de cystes, de lentisques, d'arbousiers, et de cactus tortueux comme de vieux rachitiques ravagés par les vers et la maladie. Puis des fleurs partout. Sur les flancs de la montagne, des vaches, des chevaux, des chèvres s'ébattent agiles et joyeux. Des eaux vives galopent dans les ravins. Des petits tas de neige brillent sur les cimes comme des paquets de linge qui s'égouttent au soleil. Des coteaux, des vallons verdoyants s'étendent à perte de vue comme une mer agitée qui se serait figée soudain. Des aqueducs, des barrages, des castels élégants émaillent la verdure et sur les sommets des plaques de granit rose ou vert pâle miroitent au soleil couchant comme de larges bandes de ruban. On dirait un coin perdu de l'Orient au milieu des montagnes d'Écosse.

La col de *Vizzanora*, à 1,100 mètres d'altitude, pourrait être une excellente station d'été. Quel charmant paysage on découvre de cette hauteur! Là, une verdure éclatante, touffue, rayée de haies noires ; ici des rochers rouges ou d'un vert antique ; là des sommets sombres, gris, avec quelques touffes d'arbres grêles plantés sur leur cime comme des traînées de cheveux follets. Plus loin des cascades brillent au soleil comme de longs serpents d'argent, et se perdent en bouillonnant dans de jeunes bois de châtaigniers à peine feuillus qui couvrent la montagne d'un vert grisâtre, doux, moelleux comme le duvet d'une houppette à barbe. Si les branches noires ne se dessinaient vigoureusement derrière ce plan demi-transparent, on croirait à chaque instant voir s'en échapper un flot de poudre de riz. A nos pieds, le gave tressaute alerte sur son lit de cailloux roulés. Sur ses bords, des moutons noirs dorment en tas à l'ombre d'un grand hêtre: des bœufs trapus traînent péniblement une charrue de bois qui gratte la terre; des naturels du pays courent agilement après des chevaux en liberté dans le maquis, des vaches pesantes et tranquilles boivent à une fontaine de la route, et sur la robe grise de la montagne les ombres des nuages forment des figures fantastiques qui se livrent à des courses folles à travers les arbres et les cascades.

Quel beau spectacle, mais quelles auberges crasseuses; quelle saleté partout en Corse! Le jour où cette île se sera nettoyée, et aura fait connaissance avec les cabinets d'aisances, les tables de nuit, les égouts, les chambres balayées, les lits confortables, elle sera fréquentée pendant 7 ou 8 mois et peut-être même pendant toute l'année par les phtisiques qui savent se distraire en admirant la nature.

Les tuberculeux trouveront en France de bons *séjours d'été*: ils rencontreront quelques rares installations confortables en Auvergne, dans le Dauphiné et dans les Pyrénées. J'ai souvent envoyé des malades étrangers passer l'été à *Bagnères-de-Bigorre*, et ils ont toujours été enchantés de ce choix. Cette station est à une altitude de 560 mètres; de juin à novembre l'air y est agréable, mais un peu chaud en juillet et août: il faut habiter dans la partie haute de la ville, qui est abritée du côté du Nord; il n'y a pas de poussière, rarement du vent : la pluie ne laisse pas d'humidité après elle, le sol se sèche rapidement. Si les égouts et le balayage des rues étaient perfectionnés, si les villas étaient plus confortables. Bagnères-de-Bigorre serait une station d'été très propice aux phtisiques. Dès maintenant ils y trouvent une vie tranquille, avec quelques distractions, de belles promenades, et une bonne alimentation.

Dans le *Dauphiné* on pourrait établir un grand nombre de stations d'été : nous pouvons recommander celle d'Uriage, près de Grenoble, et celle de Brides, près de Salins-Moutier, qui est plus élevée ; on trouvera des installations confortables dans ces deux stations ; à Brides, il y a un promenoir couvert, comme dans les eaux d'Allemagne.

En *Auvergne*, on pourrait créer de superbes sanatoria d'été, sur les bords du lac Pavin ou du ravissant petit lac de la Godivelle, ou encore sur le superbe plateau du Cézallier, à 1,600 mètres d'altitude. Nous ne savons pas utiliser les ressources de nos montagnes. Si l'on voulait installer de bons hôtels sur les montagnes qui entourent Ardes-sur-Couse, il ne serait plus nécessaire d'envoyer les malades en Suisse. Ce que nous disons de l'Auvergne, nous le répéterons pour les *Alpes-Maritimes*. J'ai visité les sites pittoresques, de Saint-Martin-Lantosque, à 1,850 mètres d'altitude, et de Berthemont, près de Nice; de Saint-Vallier, à 700 mètres, de Thorenc, à 1,200 mètres de hauteur, près de Grasse; mais je n'y ai pas trouvé une seule installation confortable. C'est très fâcheux, parce que beaucoup de phtisiques partiraient de Cannes, Nice ou Menton à la fin de mai, ou au commencement de juin pour l'une de ces stations alpestres, et reviendraient dans les stations du littoral dès que le froid se ferait sentir dans la montagne. Ils éviteraient ainsi de longs et coûteux déplacements.

Les phtisiques peuvent habiter quelques *environs de Paris* pendant l'été ; ils devront éviter les vallées humides et les plateaux trop ventilés. Ils éviteront Versailles, Ville-d'Avray; ils rechercheront Le Vésinet, la partie de Maisons-Laffitte qui n'avoisine pas les bois ou le bord même de la Seine ; la partie de Saint-Germain qui descend vers le Pecq, les hauteurs de Louveciennes ou de la Celle Saint-Cloud; celles de Carrières et du Mesnil-le-Roy, les hauteurs des environs de Poissy jusqu'à l'Etang-la-Ville, les hauteurs de Nogent au-dessus de la Marne. Les grandes plaines de la Beauce et de la Brie m'ont paru être fort malsaines pour les phtisiques. Ces malades devront fuir les *bains de mer* à la mode, leurs casinos et leur vie de plaisir; mais je puis leur recommander, en Bretagne, le séjour de Roscoff, petit port ravissant, doué d'un climat tempéré, où l'on mène une vie tranquille et plantureuse, où l'on peut faire de charmantes excursions dans la baie de Morlaix et à l'île de Batz.

Je ne conseille pas aux phtisiques de séjourner pendant l'été en Russie, en Hollande dans l'Allemagne du Nord, dans les stations minérales de Bohème, en Danemark, en Suède, en Écosse: dans tous ces pays, j'ai toujours trouvé du mauvais temps en août et septembre. En Allemagne, un assez bon séjour d'été, est celui du Taunus, aux environs de Frankfort. *Soden*, qui est à 150 mètres d'altitude, est une station balnéaire déchue, où la vie n'est pas chère, et cependant confortable; bons aliments un peu lourdement préparés, bonne hygiène des rues et des maisons, très bonne musique, vie très tranquille, et même un peu triste si Frankfort n'était pas si rapproché. Il y fait trop chaud en juillet et août. Il fait moins chaud à Kronberg et à Falkenstein, qui sont plus élevés de 2 à 300 mètres. Ces 3 stations sont situées au milieu des bois, dans lesquels on peut faire de très jolies promenades.

En Autriche on trouvera des installations d'été très confortables près de Vienne sur le Kahlenberg à 483 mètres d'altitude, et sur le Semmering. à 980 mètres. L'ascension du Semmering en chemin de fer est aussi curieuse à faire que celle du Saint-Gothard, et sur ses crètes on découvre de magnifiques panoramas.

En Styrie, le séjour d'été est assez agréable à Gleichenberg, petite ville d'eau très proprement aménagée, à 310 mètres d'altitude, dans une vallée boisée, et ouverte seulement du côté du sud. L'air y est doux, un peu mou, et la température n'y offre pas de grandes inégalités. Les logements y sont convenables et peu chers.

En Suisse, Weissenburg, dans la vallée de la Simmen, à une altitude de 890 mètres, est une station très fréquentée par les tuberculeux pendant l'été; il y pleut souvent, mais il n'y a pas de brouillards: les promenades à pied sont fatigantes pour les phtisiques faibles, parce qu'il faut toujours monter ou descendre. Cette station est dans une vallée fermée, et on n'y jouit d'aucune vue. Mais on y respire un air doux, très agréable pour les poitrines susceptibles de se congestionner.

En Angleterre une charmante résidence d'été est *Hastings*, sur la côte sud de l'Angleterre; on y trouvera d'excellents hôtels, des pensions très confortables et peu chères, des environs très variés, une verdure reposante, des excursions faciles et un climat très agréable jusqu'à la fin de septembre. A ce moment les malades devront partir, parce que les brouillards apparaissent. Dans l'île de Wight, *Ventnor* est une coquette station maritime, protégée au nord et à l'ouest par le grand rocher d'Undercliff qui laisse une mince bande de terrain entre la mer et lui. Sa topographie a de grandes analogies avec celle de Menton. On peut faire de ravissantes excursions dans l'île de Wight, à Alum Bay, aux Needles, à Cowes. Les stations anglaises sont d'une propreté exquise.

Dans les *Carpathes* on trouvera d'excellentes résidences d'été. De tout temps en Roumanie les paysans, les pauvres gens tuberculeux, vont au printemps dans des cabanes de bergers accrochées aux flancs de la montagne, généralement dans les bois au milieu d'une clairière: ils y restent pendant tout l'été et s'y nourrissent de lait de brebis, de fromage, de bouillie de maïs et de viande de mouton. Ils ne montent jamais au-dessus de 900 mètres, et bien souvent ils se guérissent.

En *Transylvanie*, sur le versant septentrional des Carpathes, on trouvera de très bonnes installations à Mehadia à 150 mètres de hauteur ; à Brasow à 572 mètres ; à Tusnad au milieu des sapins à 617 mètres d'altitude ; à Borscek il existe des eaux calcaires et un établissement hydrothérapique ; il y a des hôtels, des appartements meublés et des pensions de famille.

En *Roumanie* la station la plus fréquentée, la plus confortable et la plus saine pour les phtisiques est *Sinaïa*, située à 864 mètres d'altitude ; c'est la résidence royale d'été ; il y a un parc et de grandes forêts appartenant à l'Ephorie, ou assistance publique roumaine ; on trouvera de bonnes installations dans les hôtels et les villas ; la vue est superbe sur les neiges perpétuelles ; les promenades nombreuses et faciles. Un établissement hydrothérapique a de l'eau à 8° : dans le parc et les forêts on a disposé partout des bancs et des kiosques de refuge : les laiteries et la fabrication du Képhir sont scrupuleusement surveillées. On trouvera aussi en Roumanie de bonnes résidences d'été à Campina, sur la ligne de Bucharest à Sinaïa, et à Campu Longu (Lonchamps), situé à 594 mètres d'altitude ; dans ces 2 stations il fait un peu plus chaud qu'à Sinaïa. On trouvera des installations très confortables et des eaux minérales alcalines chaudes à *Slanic de Moldavie :* cette station, située à une altitude de 512 mètres. est très abritée contre les vents. En Moldavie on pourra aussi passer l'été à Neamtzu : la ville est à 490 mètres : le monastère à 525 de hauteur.

En Crimée, autour de Yalta, sur les bords de la mer Noire, il y a de bons hôtels fréquentés par des malades qui viennent faire des cures de raisins du 15 août au 1er décembre. Après cette époque il fait froid et il neige. En été les stations thermales du Caucase sont très suivies.

En Orient, dans la mer de Marmara, les *îles des Princes* sont très fréquentées pendant l'été par les riches habitants de Constantinople.

Nous pouvons aussi recommander pendant l'été le séjour de *Brousse*, en Asie Mineure ; on s'y rend très facilement de Constantinople. Cette station balnéaire, qui contient des sources sulfureuses, ferrugineuses et salines très chaudes, possède de bons hôtels ; c'est un pays charmant, et quand du haut des montagnes qui bordent la côte d'Asie, on aperçoit à ses pieds la grande et verdoyante vallée du Nefer-Tchaï, dont les eaux brillantes forment un long sillon argenté qui serpente à travers les oliviers. les peupliers et les saules, on sent que l'on approche d'une ville d'eaux, d'un pays frais et luxueusement arrosé. On est entouré de coteaux soigneusement plantés de vignes formant de longues rayures vertes sur un fond de terre jaune et ressemblant à un jardin délicatement peigné ; des montagnes grandioses recouvertes jusqu'au faîte d'une petite verdure touffue ou de grands arbres ; des cimes aiguës de granit noir ou de pierre grise ; dans la plaine, du blé, du maïs, du chanvre, de gros buffles gris avec leurs belles cornes noires, des chèvres d'Angora ou du Thibet à la toison longue et nacrée, des petits ânes, des poulains courant en liberté et venant au galop jeter un regard d'enfant curieux sur les passants. On trouvera à Brousse une excellente nourriture ; la vie du bazar est pleine de distractions, la Mosquée Verte est ravissante, et les promenades sur le mont Olympe agréables et faciles.

Les *stations d'altitude* ont été étudiées par Kuchenmeister, Weber, Lombard, Spengler, Ungern, Jourdanet, Jaccoud. Leurs études sont fort intéressantes, mais elles n'ont pas pu démontrer que les hautes montagnes sont douées de l'immunité contre la phtisie pulmonaire. Les statisticiens avaient d'abord prétendu que sur les hauts plateaux de l'Engadine, des Andes, de l'Himalaya, du Thibet, de l'Abyssinie, la phtisie est absente; puis d'autres statisticiens prétendirent seulement que l'immunité de ces sommets est relative, que la phtisie y est très peu fréquente, qu'à Mexico on ne rencontre que 143 phtisiques sur 14.963 malades, qu'en Suisse à 1,400 mètres il n'y a plus qu'un cas de phtisie sur 1,000 habitants. Maintenant on pense avec raison que la phtisie est proportionnelle à la faible densité de la population et à la pureté de l'air. Aussi les stations d'altitude doivent-elles tenir une place importante, mais non exclusive, dans le traitement de la phtisie pulmonaire.

Sur les hautes montagnes la pression barométrique est peu élevée; cette basse pression active la circulation périphérique, augmente le nombre des pulsations, et pigmente la peau: elle peut même provoquer des saignements de nez ou des gencives, de la surdité temporaire; mais elle ne provoque pas d'hémoptysie, parce que la tension dans la circulation pulmonaire n'est pas augmentée; en effet, Poiseuille et Volkmann ont prouvé que la charge sanguine des organes thoraciques est directement proportionnelle au degré de la pression atmosphérique. Cette suractivité de la circulation périphérique, provoque une anémie relative des organes internes, qui peut rendre les congestions moins fréquentes, mais n'est pas spécialement favorable à une nutrition parfaite. Comme l'air des hautes montagnes est peu dense, il contient une quantité relativement faible d'oxygène; la respiration devient plus fréquente et plus profonde, pour que la quantité de gaz inspiré puisse être suffisante pour les besoins des échanges organiques. Cette exagération de la fréquence et de la profondeur des respirations a pour effet de forcer les sommets de la poitrine à respirer, de dilater le thorax et d'augmenter la capacité pulmonaire. Armieux a vérifié ce fait sur 86 infirmiers militaires à Barèges, situé dans les Pyrénées, à une altitude de 1,000 mètres. Cette gymnastique forcée de l'appareil respiratoire, et cette excitation des muscles thoraciques ne prédisposent pas aux hémoptysies, mais elles ne les suppriment pas, et Noël Guéneau de Mussy rapporte qu'aux Eaux-Bonnes il a vu « 3 fois des hémoptysies pour ainsi dire épidémiques après de violents orages et de brusques variations barométriques ».

On a prétendu que l'air des hautes montagnes agissait sur les tuberculeux en augmentant la quantité d'acide carbonique contenu dans leur sang. C'est une erreur, car Paul Bert a démontré que l'abaissement de la pression n'augmente pas l'acide carbonique sanguin, et que les bicarbonates alcalins ne sont pas décomposés. Il n'y a donc pas dans la montagne de diète respiratoire ; on avait même prétendu que l'acide carbonique augmentait dans l'air des altitudes ; cette assertion était inexacte, car Truchot a démontré que 100,000 litres d'air contiennent les quantités suivantes d'acide carbonique :

31.3, à Clermond-Ferrand à 395$^{m}$ d'altitude.
20.3, au sommet du Puy-de-Dôme à 1,446$^{m}$ d'altitude.
17.3, au pic du Sancy à 1,884$^{m}$ d'altitude.

Il est, du reste, fort heureux que l'acide carbonique ne soit pas contenu en grande quantité dans l'atmosphère des altitudes, car l'excès d'acide carbonique détermine quelquefois la dyspnée, parce que ce gaz agit en excitant les filets pulmonaires du pneumogastrique qui sont inspirateurs, tandis qu'il est sans action sur les filets laryngés qui sont expirateurs.

Les recherches de Paul Bert, de Viault, de Régnard, ont démontré que la diminution de pression augmente le nombre des globules rouges du sang, et il est certain que les anémiques sont très améliorés par le séjour sur les hautes montagnes.

D'un commun accord, les médecins disent

que les climats de montagne sont contre-indiqués pour les phtisiques nerveux ou hystériques, pour ceux qui ne peuvent pas faire d'exercice, pour les phtisiques érétiques ou congestifs. Mais comme généralement on établit les mêmes contre-indications pour les climats maritimes, on peut dire que les climats de montagnes, comme les climats marins, guérissent les tuberculeux qui peuvent guérir facilement. Quant aux autres phtisiques ils ne peuvent guérir que par une méthode, tout aussi bien applicable dans une station d'altitude, que sur les bords de la Méditerranée. On a voulu juger les séjours dans la montagne par des statistiques. Hermann Weber a observé 106 cas de tuberculose traités par les climats de montagne : 40 0/0 furent guéris, à peu près autant furent améliorés. Théodore Williams a observé 141 cas de phtisie ainsi traités ; il a constaté 41 0/0 de guérisons complètes : 27 0/0 d'améliorations légères. Ces chiffres sont magnifiques et je voudrais bien savoir ce que sont devenus tous ces malades 10 ans après la publication des statistiques de Weber et de Théodore Williams. Du reste, la valeur des stations ne peut être jugée par des statistiques, qui sont l'œuvre du hasard. Ainsi, sur la Riviera, pendant 3 ans de suite, je n'ai pas perdu un seul phtisique : pendant l'année suivante j'en ai perdu une quinzaine, parce que à ce moment j'avais eu à soigner des malades plus profondément atteints.

Les climats d'altitude ont été tour à tour conseillés aux tuberculeux pendant l'hiver et pendant l'été. Les stations de montagne les plus connues sont Davos, à 1,556 mètres, Saint-Moritz, à 1.770 mètres, Samaden, le grand Kursaal de la Maloja, dans l'Engadine. En France, nous ne pouvons conseiller aucune résidence située au-dessus de 1.000 mètres d'altitude et offrant aux phtisiques des installations confortables. Au cap de Bonne-Espérance, les malades peuvent séjourner à Traskaslad (1,420 mètres); au Mexique à Caxaca (1,556 mètres), à Zacatecas (2.490 mètres), à Toluca (2,680 mètres); au Pérou, dans les Andes, à Janja (3,400 mètres). Dans les Indes anglaises, ils peuvent résider à Djarjiling, dans le Bengale occidental, à 2,000 mètres, sur les premières assises de l'Himalaya, à Connor au sud de Madras (2,300 mètres).

La seule station de montagne, fréquentée pendant l'hiver par les phtisiques, est *Davos-Platz*. « C'est par une belle journée d'hiver, nous dit H. Picard en 1882, qu'il faut voir Davos. Au ciel de l'azur le plus pur, brille un soleil étincelant; sur le sol, l'immense tapis de neige réfléchit ses rayons en tous sens et éclaire l'atmosphère d'une lumière aveuglante. A partir de 10 heures, mais surtout vers 1 heure, les promeneurs se répandent partout ; les uns vont et viennent, à pied, sur la grande route, transformée en un véritable Corso, ou bien grimpent les sentiers des montagnes ; les autres partent en traîneau pour des excursions plus lointaines ou s'élancent sur la glace avec leurs patins. Les plus malades, assis sur les bancs de jardins ou sur les terrasses, écoutent la musique ou causent avec les amateurs de café. »

H. Picard dit qu'en 152 jours, il a constaté 67 jours de beau temps, 45 jours de temps moyen et 40 jours de temps mauvais. Quand il y a du soleil sans vent, le thermomètre peut monter jusqu'à 27° pendant un mois de suite. Pendant les jours les plus courts, le soleil se lève à 9 heures et se couche à 3 heures et demie; pendant les jours les plus longs, il se lève à 5 heures et se couche à 6 heures et demie. En général l'atmosphère est calme et l'air est sec, mais quelquefois il souffle un vent glacial du nord. Les maisons et les hôtels sont exposés au sud ; les fenêtres ont un double châssis, et un vasistas qui peut rester ouvert pendant la nuit ; les chambres sont chauffées par de gros poêles allemands. Sur toutes les routes, sur tous les sentiers on trouve, tous les 100 mètres. des bancs confortables ou des petits chalets ouverts au midi. La première chute de neige a lieu du 8 au 15 novembre, aussi Jaccoud recommande-t-il avec raison aux phtisiques de venir s'installer à Davos au commencement de l'automne. La neige se renouvelle plusieurs fois pendant l'hiver, quelquefois sous forme de rafales qui soulèvent cette neige en tourbillons assez épais pour obscurcir la lumière et empêcher de distinguer les objets d'un côté de la rue à l'autre. Le dégel commence pendant les premiers jours de mars ; à ce moment la plupart des phtisiques fuient la montagne devenue inhabitable et descendent soit à Lugano ou à Montreux, soit sur les côtes méditerranéennes.

Au moment du coucher du soleil, en janvier et en février, il fait à Davos 15 à 20° au-dessous de 0. Dans le sanatorium de Turban, établi sur le modèle de celui de Dettweiler, les malades quittent leur chaise longue à ce moment, et après, ils reprennent leurs places sous la galerie et s'enveloppent de grosses fourrures. Je connais même plusieurs malades qui, un mois après le début de la cure, restaient couchés dehors au moment du coucher du soleil, lorsque le vent ne soufflait pas. Quand il n'y a pas de soleil, et quand il fait du vent, pendant toute la journée le thermomètre marque 25° au-dessous de 0. On voit par ces chiffres combien il est ridicule de vouloir fonder l'étude des stations climatériques sur des moyennes. Les moyennes des années, des mois, des jours même, n'ont aucun intérêt pour le médecin et le malade. Si un jour il a fait en moyenne 15°, il a pu arriver que le matin un arbre ait été gelé, et qu'à deux heures son voisin ait été grillé.

Il existe à Davos une belle vacherie, très bien tenue, où les malades viennent quelquefois traire les vaches eux-mêmes ; elle est voisine du Kurhaus.

Dally, qui a habité Davos pendant l'été, a vu deux fois de violentes rafales de neige suivies de dégel, et des écarts thermométriques variant de 3 à 22 degrés. Contrairement à l'opinion des médecins du pays, il a fait sans inconvénients l'ascension de Coirre à Davos sans le moindre arrêt : et je dois dire que tous les malades interrogés par moi ont agi comme Dally.

La plus agréable résidence d'été dans l'Engadine est *Saint-Moritz* : les hôtels, les villas, les appartements sont très confortables, l'air est frais, agréable. Tous les phtisiques convalescents que j'y ai envoyés, ont vu leur appétit augmenter, leurs digestions devenir faciles et rapides. Dans les Alpes vaudoises, à 1,300 mètres d'altitude, est la nouvelle station de *Leysin*, où l'on a beaucoup de soleil en hiver dès que les premières neiges sont tombées, de novembre en mars. En été et en automne il y a souvent des brouillards. On y jouit d'une vue superbe ; il y a de belles forêts de sapins sillonnées de bonnes routes et des promenades planes avec des kiosques et des bancs. Les hôtels, pensions et chalets sont confortables. L'air est sec en hiver, il y a très peu de vents.

De cette longue étude des stations d'hiver et d'été, il ressortira, je l'espère, cette notion : que les climats ne sont pas plus que les médicaments des agents spécifiques capables à eux seuls de guérir la tuberculose. Ils sont de simples auxiliaires d'une méthode fondée sur une alimentation abondante et choisie, et sur la vie au grand air et au repos.

---

# QUATRIÈME PARTIE

---

## TRAITEMENT DES ACCIDENTS ET COMPLICATIONS DE LA PHTISIE PULMONAIRE

## CHAPITRE XX

Sommaire : Traitement de la fièvre vespérale et de la fièvre subcontinue. Antithermiques. Lotions fraîches, alcool. — Traitement des poussées tuberculeuses fébriles. Digitale. Nauséeux et tartre stibié. Révulsifs.

La découverte des nouveaux antithermiques est un des plus grands progrès que l'on ait fait de notre temps dans le traitement médicamenteux de la phtisie pulmonaire. La fièvre des tuberculeux empoisonne leur existence. Quand, il y a 17 ans, tous les jours vers 2 heures, je sentais la fièvre monter, monter toujours jusqu'à 7 heures, j'étais désespéré. Je savais que jusqu'au lendemain je ne pourrais ni sortir, ni lire, ni causer, ni manger, que mon sommeil serait lourd et entrecoupé, que souvent je me réveillerais en sueur.

Ces pénibles sensations sont ressenties

par les malades à des températures différentes : tel malade sent la fièvre à 38°, tel autre à 38° 2, tel autre à 38° 6 seulement. Quelquefois même les malades ont de la fièvre quand la température axillaire ou buccale est de 37° 5. *La fièvre existe dès que la différence entre les températures minima et maxima dépasse 7 dixièmes*. Si un malade a 36° le matin à 7 heures, et 37° le soir à 6 heures, il a un léger mouvement fébrile ; s'il a 37° 6 le soir, il a une vraie fièvre. J'ai encore vu tout dernièrement une malade dont la température axillaire avait cette marche depuis trois semaines, et qui n'a plus éprouvé aucun malaise quand, à l'aide d'une très faible dose d'antipyrine, j'eus rétabli la marche normale de la chaleur du corps : 36° 5 le matin, 37° 2 le soir. Les températures trop basses le matin sont, chez les phtisiques, un indice presque certain de fièvre pour le soir : un grand nombre de tuberculeux savent qu'ils auront de la fièvre pendant l'après-midi, si leur température est le matin au-dessous de 36° 5.

Le tuberculeux doit observer sa température avec la plus grande attention trois fois par jour : à 10 heures du matin, 5 heures du soir et en se couchant ; il doit placer, pendant 12 minutes, son thermomètre sous la langue ou sous l'aisselle.

La fièvre très légère disparaît souvent par le repos : j'ai même vu des malades faire cesser leur accès vespéral en se couchant à 4 heures avec une boule d'eau bouillante aux pieds et un grog chaud dans l'estomac. L'accès de fièvre du soir est moins fort quand le malade a passé sa journée au grand air et au repos ; la marche augmente toujours cette fièvre, surtout si elle est pratiquée 1 heure avant le début de l'accès. Si l'on fait cesser l'ascension vespérale de la température, on fait bien souvent disparaître les quintes de toux qui provoquent des vomissements après le dîner.

Tout récemment, j'ai vu une jeune fille atteinte d'une tuberculose très avancée ; on la faisait marcher tous les jours pendant une demi-heure, après le grand déjeuner, parce qu'elle était venue dans le Midi pour prendre l'air ; elle avait 39° 5 pendant 2 ou 3 heures, de l'oppression, des quintes avec vomissements et une soif ardente. Je lui prescris le repos sur une chaise longue avec la fenêtre largement ouverte : immédiatement la température ne dépasse plus 38°, elle n'a plus soif et ne vomit plus.

Autrefois on donnait aux phtisiques fébriles des sels de *quinine* : sulfate, bromhydrate, chlorhydrate, lactate, soit en pilules, soit en cachets, soit en solution à la dose de 1 gramme à 1gr,50. J'en ai pris autrefois: cette médication m'a donné des bourdonnements d'oreilles, des nausées, des maux de tête et d'estomac; il est vrai qu'elle abaissait un peu ma température au moment où elle devait atteindre le maximum, mais loin de diminuer les malaises de la fièvre, elle les augmentait.

Jaccoud a préconisé contre la fièvre le salicylate de soude, soit en cachet à la dose de deux grammes, quatre heures avant l'accès, soit sous forme d'injection sous-cutanée, contenant 1gr,50 de salicylate de soude dissous dans 1gr,50 d'eau. Guiraud a ainsi expérimenté à Menton ce médicament contre la fièvre des tuberculeux, mais il n'a pas vu que son action fût supérieure à celle de la quinine.

Le traitement de la fièvre des tuberculeux fut révolutionné quand Knorr, de Munich, découvrit l'*antipyrine* ou diméty loxy quinizine, et quand Filehne, d'Erlangen, l'expérimenta sur les phtisiques. En France, en Suisse et en Allemagne, quelques médecins combattirent l'usage de ce médicament, parce qu'entre leurs mains il provoquait des sueurs, des faiblesses et des vomissements. Nous avons démontré en 1885 qu'il y avait un moyen infaillible d'éviter ces graves inconvénients chez les tuberculeux : *C'est de ne pas donner l'antipyrine pour abaisser la température, mais seulement pour l'empêcher de monter.* Quelques médecins croient encore qu'il faut donner les antithermiques chez les tuberculeux, comme chez les malades atteints d'une amygdalite aiguë, d'une indigestion, d'une grippe, c'est-à-dire au moment où la température atteint son summum ou commence à descendre. Si l'on agit ainsi, on provoque des sueurs et une détente salutaires chez les premiers malades, mais désastreuses chez les phtisiques qui ne peuvent supporter les brusques dépressions.

L'antipyrine peut être donnée par la voie stomachale ou la voie rectale.

Lorsque la fièvre débute à 2 heures de l'après-midi et cesse vers 7 heures du soir, il est très facile de la couper. Si elle ne dépasse pas 38° de 5 heures à 7 heures, il suffit de donner 75 centigrammes d'antipyrine à 3h 1/2. Si la température atteint 38° à 3 heures et 38°5 à 6 heures, il faut donner 75 centigrammes d'antipyrine une heure avant le déjeuner de midi, et répéter cette dose à 3 heures. Si la température atteint 38° 5 à 4 heures et 39° à 6 heures, il faut porter les deux doses à un gramme.

Si la fièvre se prolonge jusque vers 9 heures du soir, il faut donner un gramme d'antipyrine à 11 heures du matin, et répéter la dose à 2h 1/2 et à 6 heures. On arrive toujours avec une dose maxima de 3 grammes d'antipyrine à couper une fièvre qui ne commencera qu'après le grand déjeuner. On la réduit à un maximum de 38° dans les plus mauvais cas. et on arrive ainsi à enlever aux malades les pénibles sensations fébriles. Mais si cette fièvre débute vers 10 heures du matin et se termine à une heure avancée de la nuit, même avec 4 grammes d'antipyrine, on arrivera difficilement à la couper; il faudra quelquefois atteindre 5 grammes et donner la dernière dose vers 10 heures du soir si la température atteint encore 37° 7. Sinon la fièvre n'est que reculée; elle se produit pendant la nuit et le malade dort très mal ou transpire abondamment. Quand la fièvre existe dès 8 heures du matin, atteint un maximum de 40° et n'a qu'une courte rémission nocturne, il est absolument inutile de prescrire des antithermiques.

Chez quelques malades la température monte avec une telle rapidité, qu'il faut donner l'antipyrine le thermomètre à la main et prendre la température toutes les heures après le début de l'accès fébrile, sinon on pourra donner le médicament quand la fièvre est trop élevée, et on provoquera des sueurs ou des vomissements. Aussi, pour ces cas, j'ai formulé la règle suivante : *On prendra la première dose d'antipyrine avant que le thermomètre ait atteint 37° 6, puis on prendra un nouveau gramme toutes les fois qu'en une heure le thermomètre aura monté de plus de 3 dixièmes.*

Il convient de donner l'antipyrine une heure avant ou deux heures après les repas ; on pourra la mélanger avec du bicarbonate de soude ou de l'eau de Seltz, pour éviter les pesanteurs d'estomac. Les doses de 2 à 3 grammes d'antipyrine peuvent être continuées avec avantage pendant plusieurs mois, je soigne même un malade qui en prend 4 grammes depuis 17 mois, et qui cesse de manger et de dormir dès qu'il suspend l'usage des antipyrétiques, parce qu'il est très péniblement impressionné par les sensations fébriles.

Dans la phtisie rapide on ne pourra pas obtenir une disparition de la fièvre, parce que les élévations thermiques atteignent parfois un degré et demi en une heure et qu'on ne peut plus graduer les doses de façon à éviter les sueurs profuses et les vomissements : mais on peut donner une bonne matinée et une bonne demi-journée aux malades, en leur faisant absorber 2 grammes d'antipyrine à 8 heures du matin, alors ils mangent bien à 9 heures : puis 2 autres grammes à 11 heures 1/2 et ils mangent très bien à midi 1/2; la fièvre apparaît vers 3 heures, mais il est absolument impossible de la combattre avant le lendemain matin. Quelquefois il est bon de cesser les antithermiques pendant quelques jours: ils agissent mieux quand on en reprend l'usage. Si la fièvre diminue et tend à disparaître, il est bon de continuer pendant plusieurs jours 75 centigrammes d'antipyrine avant midi: cette dose suffit à donner des bonnes journées et des bonnes nuits aux malades.

L'antipyrine provoque généralement une éruption scarlatiniforme, quand les phtisiques en ont absorbé 20 à 40 grammes. Mais cette éruption n'a aucun inconvénient véritable et n'empêche pas de continuer l'usage du médicament.

La dose d'un gramme d'antipyrine peut être remplacée par 25 centigrammes d'*antifébrine* ou 35 centigrammes de *phénacétine*. On peut donner couramment 2 grammes de l'un ou l'autre médicament en 24 heures et jamais on n'observera un accident si on les fait absorber avant l'élévation de la température, selon la méthode que je viens d'indiquer. Je n'ai jamais constaté la cyanose dont on a tant parlé et qui est due probablement à une manière défectueuse d'administrer le médicament. Quelquefois, l'usage des antithermiques n'empêche pas le malade d'éprouver entre 4 ou 5 heures une sensation de froid et une quinte de toux, sans élévation de la température.

Les antithermiques sont aussi utiles aux phtisiques que la morphine ; ils contribuent à adoucir leurs sensations pénibles, à leur rendre la vie moins maussade ; ce sont des palliatifs de premier ordre.

Divers moyens accessoires sont utiles dans le traitement symptomatique de la fièvre. Chez les phtisiques nerveux, l'association des bromures aux antithermiques est utile, surtout lorsqu'ils ont une cause momentanée de chagrin, de préoccupation.

Les *lotions fraîches*, suivies d'une friction avec l'essence de térébenthine ou l'alcool à 90°, sont toujours favorables aux fébricitants.

Ils doivent peu manger pendant les 2 heures qui précèdent le summum de l'accès fébrile.

Ils peuvent prendre 50 grammes de cognac par jour. Jaccoud donne la formule d'une potion alcoolique très goûtée par les malades :

| | |
|---|---|
| Vin rouge. . . . . . . . . . . . . . . . | 100 gr. |
| Cognac . . . . . . . . . . . . . . . . | 40 gr. |
| Sirop d'écorces d'oranges amères. . | 30 gr. |
| Teinture de cannelle . . . . . . . . | 8 gr. |
| Extrait de quinquina. . . . . . . . . | 3 gr. |

à boire en 24 heures par verre à bordeaux. J'ai souvent remplacé le vin par une infusion de café.

Cantani recommande un lavement composé de :

| | |
|---|---|
| Eau . . . . . . . . . . . . . . . | 2 litres. |
| Tanin . . . . . . . . . . . . . . | 3 à 10 gr. |
| Acide phénique . . . . . . . . | 0gr,10 à 0gr,50. |
| Chlorhydrate de quinine . . . | 1 à 2 gr. |

Pouzet raconte qu'au sanatorium de Gœrbersdorf, on fait prendre aux fébricitants, une heure avant le moment présumé de l'accès, un ou deux verres de vin de Hongrie et on leur applique sur la région précordiale une large vessie remplie de glace.

Aucun médicament n'aura d'action, si le tuberculeux fébrile marche avant ou pendant son accès de fièvre. J'ai même vu des phtisiques dont l'accès de fièvre augmentait s'ils se promenaient en voiture découverte ou en poussette quand il faisait du vent froid.

Lorsque les tuberculeux seront habitués à prendre régulièrement leur température en se levant, en se couchant et à 5 heures du soir, ils éviteront bien des rechutes, bien des *poussées fébriles*. En effet ces congestions broncho-pulmonaires tuberculeuses ne viennent pas brusquement, elles sont précédées de plusieurs jours légèrement fébriles, de même que le début de la tuberculose manifeste est toujours précédé d'une période fébriculaire plus ou moins longue. Il y a rarement des rechutes subites, de même qu'il y a rarement des phtisies subitement envahissantes. Aussi la cure à l'air et au repos est-elle le meilleur moyen d'éviter les poussées tuberculeuses aiguës, qui précipitent l'évolution des lésions et entraînent peu à peu le malade à la déchéance organique fatale.

Les poussées fébriles dans la phtisie sont tantôt des pneumonies acineuses localisées autour de quelques bronchioles ou de quelques vaisseaux, tantôt des pneumonies catarrhales en nappes plus ou moins étendues, toujours de nature tuberculeuse ; quelquefois, d'après Dufloeq et Ménétrier, l'infection tuberculeuse aiguë est compliquée par une invasion de pneumocoques, qui détermine de la bronchite capillaire. Le traitement des poussées pneumoniques limitées est le plus souvent couronné de succès ; celui des poussées pneumoniques étendues et des inflammations bronchitiques est bien souvent impuissant : aussi le traitement préventif doit-il diriger tous ses efforts de façon à éviter ces complications : nous avons vu que la cure à l'air et au repos pouvait seule mettre le phtisique à l'abri de ces terribles dangers, parce qu'elle supprime les fatigues et les imprudences.

Dès qu'une poussée congestive survient, le malade doit être traité, comme s'il était atteint d'une affection aiguë ; il ne doit pas quitter la chambre, et souvent même le lit. L'alimentation ne doit plus comprendre que du lait, des purées de viandes ou de farineux, du cognac; les graisses doivent être supprimées. Les antithermiques seront donnés selon les indications précédentes. Bayle a beaucoup vanté l'usage de la *digitale* dans ces cas: c'est un médicament fort dangereux à manier chez les phtisiques à l'état aigu ; le plus souvent il provoque une dépression considérable, même à faibles doses ; il peut être au contraire employé avec succès chez les tuberculeux non fébriles, comme nous le verrons bientôt.

A ce moment il faut donner des médicaments qui facilitent l'expectoration : j'emploie souvent la potion suivante :

| | |
|---|---|
| *Liqueur ammoniacale anisée* . . . . . | 4 gr. |
| Sirop de térébenthine. . . . . . . . . | 30 gr. |
| Eau de fleurs d'oranger . . . . . . . . | 40 gr. |
| Eau . . . . . . . . . . . . . . . . . . | 60 gr. |

à prendre par cuillerées à soupe toutes les 2 heures. On pourra aussi donner la *poudre de Dower*, dont un gramme représente 5 centigrammes d'opium sec et 9 centigrammes de poudre d'*ipéca*. Le sirop d'ipéca rendra aussi quelques services ; je l'associe souvent aux sirops de térébenthine et de tolu, dans cette formule :

| | |
|---|---|
| Sirop de térébenthine. . . . . . . . . . | aâ |
| Sirop de tolu . . . . . . . . . . . . . . | 40 gr. |
| Sirop d'ipéca . . . . . . . . . . . . . . | |

à prendre par cuillerées à soupe 3 fois par jour, une heure avant les repas.

Autrefois Reid regardait l'ipéca comme un véritable spécifique de la phtisie fébrile.

Les expectorants et les nauséeux les plus employés sont les *antimoniaux*. Laënnec n'était pas très partisan de ces médicaments : « Les antimoniaux ne m'ont jamais paru, dit-il, avoir une grande efficacité, même pour faciliter l'expectoration chez les phtisiques. » Pidoux ordonnait toujours le *kermès*, ou oxysulfure d'antimoine hydraté ; il associait 15 à 30 centigrammes de kermès à 20 grammes de sirop de codéine et à 1 gramme d'extrait de quinquina. Peter emploie aussi le kermès à la dose de 20 à 30 centigrammes. Jaccoud donne chaque jour $1^{gr},50$ à 2 grammes d'*oxyde blanc d'antimoine* et y ajoute de l'opium s'il y a de la diarrhée. Villemin m'a dit qu'il avait souvent obtenu de très bons effets en administrant de l'oxyde blanc d'antimoine à la dose de 50 centigrammes, en 2 ou 3 prises absorbées à jeun, chez les tuberculeux dont les foyers se ramollissent avec fièvre.

Le *tartre stibié*, ou émétique, ou tartrate d'antimoine, est conseillé par plusieurs cliniciens de grande valeur, au moment des poussées tuberculeuses fébriles. Ce médicament affaiblit le cœur, diminue la tension artérielle et modère l'irrigation sanguine du poumon: comme, sous son action, il passe en un temps donné moins de sang à travers les tissus, il en résulte pour les organes thoraciques une sorte de repos relatif. Mais Hayem a fait remarquer avec raison que ce médicament déprimant ne peut être toléré que par des malades résistants: aussi faut-il bien se garder de le donner à des phtisiques dont la température monte ou baisse brusquement, et qui ont des nausées au moment de l'ascension ou de la dépression thermique.

Pidoux, Gubler, Hérard, Cornil et Hanot, Bondet de Lyon, ont prescrit l'émétique avec succès à la dose de 1 à 2 centigrammes par jour. Pidoux et Gubler cessent l'usage du médicament dès qu'il ne provoque plus des nausées parce que, disent-ils, il ne produit plus aucun effet quand son action physiologique ordinaire disparaît. Hérard, Cornil et Hanot continuent au contraire à le donner pendant des semaines et des mois : ils pensent que, même dans les formes apyrétiques, il favorise la résolution des indurations chroniques du poumon.

Fonssagrives a très longuement étudié le traitement des phases fébriles de la phtisie pulmonaire par le tartre stibié. Il prescrit la très forte dose quotidienne de 20 à 30 centigrammes d'émétique par jour dans une potion contenant du sirop diacode, de l'eau de lauriers-cerises ou de fleurs d'orangers. Il maintient ces doses tant que la fièvre est un peu vive et que les exacerbations vespérales sont bien accentuées. Il recommande au malade de garder la position étendue tant qu'il éprouve des nausées, et il donne de la glace en cas de vomissements rapprochés. Il fait prendre une cuillerée à soupe de potion toutes les heures, sauf au moment des repas. Il conseille un régime tonique et substantiel 5 à 6 jours après le début de ce traitement. « Souvent, dit Fonssagrives, sous l'influence de 10 à 20 potions de 20 centigrammes de tartre stibié, la fièvre tombe d'une manière sensible. » Si elle reparaît quelques jours après, il fait reprendre la médication stibiée. Il conseille ce traitement contre toutes les poussées de pneumonie fébrile chez les tuberculeux, et surtout à la deuxième période de la phtisie quand le poumon se ramollit par poussées successives, ou chez les caverneux qui ont de bonnes fonctions digestives. Il déclare que « le tartre stibié ralentit et arrête mieux que nul autre agent le travail de désorganisation du tissu pulmonaire et qu'il peut, quand il est convenablement manié, permettre une certaine longévité aux phtisiques ». Il dit que la médication stibiée est contre-indiquée quand les phtisiques ont des sueurs, de la diarrhée, une mauvaise nutrition, une langue rouge et desquamée, un pouls faible et dépassant habituellement 100 pulsations.

Je n'insisterais pas autant sur ce mode de traitement s'il n'était préconisé par un clinicien de grande valeur, Bucquoy, qui depuis 20 ans l'a employé avec succès à l'hôpital Cochin, puis à l'Hôtel-Dieu. Il a bien voulu me faire examiner récemment des malades soumis à cette médication, et me remettre une note inédite dont je suis heureux de pouvoir extraire la substance.

Bucquoy commence par la dose quotidienne de 10 à 15 centigrammes de tartre stibié ; grâce à cette faible dose, il obtient rapidement la tolérance sans passer par les effets déprimants des hautes doses rasoriennes adoptées par Fonssagrives ; puis il fait absorber une dose quotidienne de 5 centigrammes dans 125 grammes de julep gommeux avec un peu de sirop diacode ou de sirop de morphine : on peut ajouter de l'eau de lauriers-cerises ou de l'eau de fleurs d'orangers pour diminuer l'état nauséeux. On prend une cuillerée à soupe de cette potion toutes les 2 heures, sauf au moment des repas. Pendant cette médication il faut s'abstenir de tisanes ou de boissons abondantes. Après la 2e ou 3e cuillerée de la potion stibiée, il survient des vomissements, des nausées ou de la diarrhée qui ont une action décongestionnante et antipyrétique. La tolérance ne tarde pas à s'établir avec tous les bénéfices de la médication. L'appétit renaît d'une façon étonnante ; les forces et le poids du corps augmentent. Aussi Bucquoy déclare que, dans les cas heureusement influencés par le tartre stibié, cette médication est non pas altérante, mais reconstituante. Si la diarrhée ou l'état nauséeux persistent, il faut cesser ce traitement qui affaiblirait le malade.

« La médication stibiée, dit Bucquoy, s'adresse surtout aux complications inflammatoires si communes à la période intermédiaire du 1er au 2e degré de la phtisie, complications si favorables à l'aggravation de la maladie et à l'accélération de sa marche. Elle n'atteint pas à coup sûr la poussée tuberculeuse elle-même, mais son action résolutive sur ces inflammations de mauvais aloi atténue singulièrement leurs fâcheux effets. On ne s'étonnera pas que ce soit aux préparations antimoniales et au tartre stibié en particulier qu'on s'adresse, pour combattre les inflammations pulmonaires, de quelque nature qu'elles soient, si on se rappelle l'utilité de la médication stibiée, peut-être un peu trop démodée aujourd'hui, dans le traitement de la pneumonie. Nul doute que, grâce à cette action résolutive, lorsque l'état fébrile reconnaît pour cause des congestions ou des inflammations du tissu envahi, la phtisie ne soit souvent ramenée à une forme plus torpide et moins grave.

« Une jeune fille de 18 ans entra à l'hôpital dans un état de débilité profonde et présentant dans le poumon gauche des râles sous-crépitants nombreux tant en avant qu'en arrière, au sommet principalement. Elle toussait beaucoup depuis 3 mois; l'amaigrissement était rapide. Quelques jours après son arrivée dans mon service, elle présentait les signes d'une broncho-pleuro-pneumonie caséeuse très étendue du lobe inférieur gauche. L'examen des crachats montrait que les bacilles de la tuberculose y fourmillaient. Un mois de médication stibiée eut sur l'état général les résultats les plus favorables, car aujourd'hui la malade est presque toujours sans fièvre, a retrouvé son appétit et ses forces ; et cependant l'auscultation fait reconnaître, dans les parties envahies, des râles caverneux très abondants, indices de la marche progressive de la maladie et du ramollissement des foyers tuberculeux.

« Dans ce cas, si le tartre stibié n'a pas enrayé la marche envahissante de la tuberculose, il a amélioré singulièrement l'état général de la jeune malade qui se trouve en définitive infiniment mieux que lorsqu'elle est arrivée à l'hôpital avant la complication broncho-pulmonaire qui semblait devoir au contraire l'aggraver et en précipiter le dénouement. »

Bucquoy recommande aussi la médication stibiée chez les malades qui ont eu des bronchites antérieures assez fréquentes, qui ont craché le sang une ou plusieurs fois, ont un sommet atteint et des crachats bacillaires, puis présentent tout à coup une poussée fébrile dans un point encore intact du poumon ou autour de lésions antérieures. « C'est dans ces cas, dit Bucquoy, que la médication fait souvent merveille et nous a donné les résultats les plus certains. Elle abrège la période si grave d'acuité. L'influence du médicament sur le pouls et la température se manifeste d'une manière évidente. Elle se fait aussi sentir sur l'état général qui s'améliore promptement ; et si la médication est bien tolérée, on est surpris de voir bientôt les malades manger avec appétit, reprendre de l'embonpoint, une bonne figure et des forces. » Bucquoy déclare que le tartre stibié n'abaisse pas seulement la température comme le font les antithermiques, mais décongestionne le poumon, détermine la limitation de la lésion locale et l'amélioration de l'état général.

Je pense que l'opinion si autorisée de Bucquoy engagera de nombreux chefs de services hospitaliers à essayer la médication stibiée dans les poussées fébriles des tuberculeux, selon les préceptes de ce sagace observateur,

Les *révulsifs* sont aujourd'hui combattus et dépréciés par un grand nombre de médecins. Je les emploie toujours à la période de déclin des poussées tuberculeuses aiguës. Jamais je n'en use dans la phtisie qui marche sans rémission.

La révulsion a été employée chez les tuberculeux depuis la plus haute antiquité. Hippocrate formait quatre escarres au-dessous de l'aisselle, sur la poitrine ou dans le dos avec le fer rouge. Celse recommande de faire six escarres à la fois : une sous le menton, une à la gorge, une sous chaque mamelle et une vers l'angle inférieur de chaque omoplate. Cette révulsion cruelle fut en honneur jusqu'au commencement de ce siècle. Laënnec n'avait aucun enthousiasme pour les exutoires produits par le cautère actuel ou la potasse. « Je renonce aisément à ce moyen pour peu que les malades y répugnent. » Laënnec n'était pas non plus partisan de ces vésicatoires permanents, que l'on gardait 30 ou 40 ans et qu'on ne pouvait laisser sécher sous peine de mort : « Tous les praticiens conviendront qu'on ne s'aperçoit pas beaucoup de leur utilité chez les sujets qui présentent déjà des signes de phtisie. » Pendant de longues années on a prétendu que la fistule à l'anus constituait pour un phtisique un puissant révulsif permanent, et qu'il fallait bien se garder de l'opérer. Je connais même un certain nombre de médecins qui ont encore la même opinion et qui défendent aux tuberculeux de faire opérer leur fistule anale. Cette vue théorique est inexacte et on rend toujours un grand service à un phtisique quand on fait opérer aseptiquement et panser antiseptiquement sa plaie de l'anus. Et même plusieurs fois j'ai vu des phtisiques fébriles devenir apyrétiques après l'opération de la fistule. Au temps de Laënnec, non seulement on n'opérait pas les fistules, mais quelques médecins appliquaient des cautères à la marge de l'anus, ou établissaient une fistule artificielle à l'aide d'un séton.

Aujourd'hui, on a abandonné les révulsifs permanents, et on n'emploie que les révulsifs temporaires. On a nié l'action de ces agents thérapeutiques ; cependant, les expériences bien connues de Mosso, de François Franck, de Brown-Séquard, de Heidenhain ont montré qu'en excitant les extrémités nerveuses, ils déterminent des actes réflexes qui modifient les fonctions cardio-vasculaires. Ce sont des décongestifs puissants, et comme l'a fort bien dit Peter : « La congestion, voilà l'ennemi. » Il faut bien savoir que cette congestion existe presque sans fièvre avec les maxima de 37°6, qui constituent déjà une température axillaire un peu trop élevée. Cette congestion est causée tantôt par une inflammation périturberculeuse, de nature pneumonique ou bronchitique, tantôt par la formation des tubercules qui sont des produits inflammatoires, comme le démontrent les recherches récentes de Pawlawski.

Les révulsifs sont surtout merveilleux chez les tuberculeux qui ont une phtisie lente avec petites poussées bronchiques, pleurétiques ou pulmonaires, peu fébriles, attaquant tantôt un poumon, tantôt l'autre. Sous l'influence des *mouches de Milan*, ces foyers peu profonds de râles disparaissent comme par enchantement : chez de tels malades, je prescris une mouche tous les 10 jours. Je soigne une malade qui a mis environ 500 mouches depuis dix ans qui est grosse et grasse malgré ses lésions tuberculeuses dans les deux poumons et ses congestions mobiles. Cette malade et beaucoup d'autres qui suivent la même pratique depuis un temps moins long, ressentent une amélioration rapide après chaque application de révulsifs. Ainsi voilà une jeune fille tuberculeuse qui a un petit point de bronchopneumonie : au moment où on place son *petit vésicatoire* de 4 centimètres de diamètre, elle a 39°8. Deux heures et demie après, elle a 38° et trois heures après le premier pansement elle a 37°. Voilà un jeune homme tuberculeux qui a aussi une petite poussée de broncho-pneumonie avec 39°6. On lui met un vésicatoire de 5 centimètres carrés ; il n'a plus que 38° le lendemain matin et 37°1 le lendemain soir. Le vésicatoire agit dans les états fluxionnaires aigus comme agissent les purgations, les saignées sur la réplétion sanguine qui accompagne l'inflammation; aussi importe-t-il qu'il provoque une exsudation séreuse assez abondante. Mais il faut bien savoir que cette saignée séreuse affaiblit momentanément le malade et qu'à ce moment la viande crue et l'alcool doivent tenir une place importante dans l'alimentation.

Quelquefois le vésicatoire, chez les malades nerveux qui supportent mal la moindre douleur, provoque une fièvre légère le matin, mais la température baisse le soir. Ainsi, un malade qui avait 37°4 à 10 heures du matin, 38° à 3 heures après midi, 38°1 à 5 heures, 38°2 à 7 heures et 38° à 9 heures, met un vésicatoire à 10 heures du soir, et le lendemain, il a 38° à 10 heures du matin, 38°4 à 3 heures après midi; 38°1 à 5 heures: 37°9 à 7 heures et 37°5 à 10 heures ; le jour suivant la fièvre a presque disparu, son maximum est de 37°7.

Les vésicatoires n'ont aucune action dans la phtisie galopante ; ils sont au contraire très actifs dans les petites poussées et à la fin des grandes congestions tuberculeuses, surtout chez les phtisiques nerveux, lymphatiques, rhumatisants. Ils provoquent une véritable déplétion sanguine : ils congestionnent la peau, le tissu cellulaire sous-cutané, les muscles superficiels, tandis que les muscles profonds. ainsi que la plèvre et le poumon, sont anémiés. Ils ne doivent jamais être appliqués aux phtisiques très amaigris.

Selon le précepte de Pidoux, les vésicatoires ne doivent pas être grands, et il importe de provoquer leur cicatrisation rapide. Il convient de les laisser cinq ou six heures au plus en contact avec la peau : on les enlève et on les remplace par un cataplasme ; après la septième heure, on enlève ce cataplasme, on lave la surface de la cloche avec de l'eau boriquée chaude et on la crève. On panse avec du cérat frais ou du cérat laudanisé, quand le vésicatoire est placé dans le voisinage d'une région douloureuse comme le sein ou l'aisselle. Il faut bien se garder d'ordonner des vésicatoires aux phtisiques qui ont de l'albumine dans l'urine, et il importe de savoir que certains malades n'ont pas d'albumine le matin, en ont un peu après le repas de midi et beaucoup en se couchant ; aussi importe-t-il d'examiner les urines du soir. Chez de tels malades on pourra remplacer les vésicatoires par les *ventouses sèches*. Ce mode de révulsion est surtout recommandable aux malades atteints de phtisie fibreuse avec accès d'oppression. On pourra aussi user des *pointes de feu*, recommandées en 1854 par Sédillot et par Jules Guérin, et que tous les médecins emploient depuis que le thermo-cautère de Paquelin en facilite singulièrement l'application. Le plus souvent, elles provoquent une élévation de 2 à 3 dixièmes de degré, environ trois heures après leur application, chez les tuberculeux nerveux qui n'ont pas de fièvre. Jamais je ne pratique la cautérisation ponctuée chez les tuberculeux fébriles ; chez eux elle augmente la fièvre sans effet utile. J'ai vu plusieurs fois les cautérisations ponctuées provoquer de petites hémoptysies chez des malades facilement congestifs. Cette révulsion énergique et rapide provoque momentanément la constriction des vaso-moteurs superficiels et une élévation de la température centrale. La révulsion lente du vésicatoire supprime au contraire cette première phase congestive.

Les *sinapismes*, la *teinture d'iode*, les *compresses imbibées d'essence de térébenthine*, ont un effet bien moins profond que le vésicatoire. La *compresse échauffante*, si employée en Allemagne, provoque une sueur locale salutaire. La cautérisation, ou plutôt la réfrigération obtenue avec la *pulvérisation de chlorure de méthyle*, proposée en 1884 par Debove, est un moyen rapide de révulsion qui devra être surtout employé pour les congestions accompagnées de névralgies intercostales, ou dans les zonas qui précèdent les poussées tuberculeuses, car le jet large, rapide et léger de chlorure de méthyle constitue le meilleur traitement des lésions douloureuses. On pourra remplacer le jet refrigérant par l'application de tampons de coton imprégnés de chlorure de méthyle, selon la méthode de Bailly, appelée *stypage*.

Les *cautères* permanents et entretenus par des pois étaient encore fort en honneur il y a une vingtaine d'années. Noël Guéneau de Mussy, Pidoux, Peter et Jaccoud recommandent les cautères volants, renouvelés tous les mois, au début de la phtisie ou dans les cas chroniques quand la lésion est très limitée. Jaccoud déclare qu'il a obtenu d'excellents effets par cette méthode de révulsion. « Le processus local, dit-il, est enrayé, soit définitivement, soit pour un temps notable : non seulement les lésions ne s'étendent pas, mais elles rétrogradent, ou tout au moins leur évolution est arrêtée, en ce sens qu'elles ne dépassent pas la période d'induration et de catarrhe et que le ramollissement ulcéreux qui en est la suite la plus redoutable est pour longtemps retardé. De plus, les applications répétées de cautères ponctiformes sont constamment utiles pour diminuer la toux et pour calmer les douleurs thoraciques. » J'ai beaucoup employé autrefois les cautères volants. et je n'ai pas remarqué que leur action fût supérieure à celles des mouches de Milan.

---

# CHAPITRE XXI

SOMMAIRE : Traitement des sueurs nocturnes. — Traitement des hémoptysies. — Traitement des congestions menstruelles. — Rapports sexuels, mariage, grossesse.

Quelques auteurs ont prétendu que les sueurs nocturnes sont salutaires, surtout lorsqu'elles alternent avec la diarrhée, parce que ces exerétions éliminent des poisons qui encombrent l'organisme. Ce raisonnement est à la fois exact et inexact. Il est certain que souvent, si l'on arrête brusquement les sueurs ou la diarrhée d'un phtisique arrivé à la dernière période, on hâte sa fin. Mais si l'on peut supprimer à la fois les sueurs et la fièvre qui produit ce symptôme, on rendra un grand service au phtisique. Rien n'est plus pénible pour les malades que ces transpirations abondantes qui, souvent dès le début du mal, les plongent pendant toute la nuit dans un bain de vapeur, et les empêchent de dormir : ils n'osent pas changer de linge, craignant de se refroidir ; du reste souvent une seconde poussée sudorale apparait deux ou trois heures après la première. L'heure de l'arrivée de la sueur est très variable ; tantôt elle survient à 1 heure du matin, tantôt à 5 ou 6 heures. Elle est généralement l'indice de la chute de la fièvre.

Quand on sait bien manier l'antipyrine ou l'antifébrine, on supprime toujours les sueurs nocturnes ou matinales, sauf quand la fièvre n'offre que 4 ou 5 heures de rémission, et atteint un maximum de 40°. Ainsi que nous l'avons vu dans le chapitre précédent, il importe de donner ces *antithermiques* avant que la température soit élevée, car si on les fait absorber quand la fièvre est déjà haute, loin de supprimer les sueurs, on les provoque. Les *frictions générales*, surtout lorsqu'elles sont faites le soir, font souvent disparaître les sueurs. Nairn a proposé de faire ces frictions avec un mélange à partie égale de teinture de belladone et d'eau-de-vie.

Sydney-Ringer en Angleterre, Wilson aux États-Unis, Vulpian en France, ont fait cesser les sueurs nocturnes en administrant des granules d'un demi-milligramme de *sulfate d'atropine*, quelques heures avant le début présumé des sueurs. On peut dans la soirée en prendre 3 granules : une toutes les 2 heures. D'après Vulpian, l'atropine paralyse l'extrémité terminale des nerfs sudoraux. Quelquefois cette substance provoque de la sécheresse de la gorge ou de la diarrhée.

L'*agaric* blanc a été recommandé par de Haen, Andral, Trousseau, Peter. On en absorbe généralement 20 à 30 centigrammes en pilules, au moment du coucher. Son action est presque aussi certaine que celle du sulfate d'atropine. Seifert a employé l'*agaricine* : il recommande de prendre 5 milligrammes de cet alcaloïde à 5 heures du soir et autant à minuit, pour éviter les poussées sudorales nocturnes et matinales.

On a recommandé le *phosphate de chaux tribasique* à la dose de 5 à 6 grammes par jour.

Dacosta ordonne l'*ergotine* contre les sueurs des phtisiques. Tenneson fait une injection sous-cutanée d'un gramme d'ergotine, une demi-heure avant l'apparition de la sueur. Le médicament, en provoquant la contraction des artérioles, modérerait l'afflux du sang dans les glandes sudoripares et entraverait leur sécrétion.

Cauldwell, de New-York, dit avoir obtenu, à Saint-Joseph hospital, d'excellents effets de la *picrotoxine*.

Tout récemment en Allemagne, Niesel et Leu chez le professeur Senator, de Berlin ; Bohland chez le professeur Schultze, de Bonn.

n'ont eu qu'à se louer des cachets de 1 gramme d'*acide camphorique*, administrés 2 ou 3 heures avant l'heure présumée des sueurs : on peut en prendre 2 ou 3 en 24 heures.

Mais il ne faut pas oublier qu'il sera inutile d'user de tous ces remèdes, si l'on empêche les phtisiques fébriles de marcher et si on sait prescrire les antithermiques avec précision, parce que ces malades n'auront pas de sueurs.

Les *hémoptysies* sont un des accidents les plus fréquents de la tuberculose, quels que soient l'âge, le degré et l'étendue de la maladie. Au dernier Congrès d'hygiène de Londres, Kingston Fowler a dit que les hémorrhagies répétées, survenant au début d'une tuberculose pulmonaire lente, sont d'un pronostic favorable. Cette assertion n'est pas plus exacte que celle du même auteur, ainsi formulée : « L'arrêt du processus tuberculeux s'observe plus souvent quand les deux poumons sont atteints que lorsqu'un seul est malade. » Il ne faut pas jouer au prophète avec le pronostic de la phtisie. On est en présence d'une maladie qui peut déjouer toutes les prévisions. Je connais en effet des phtisiques qui ont craché beaucoup de sang, qui ont eu les deux poumons malades et qui se sont guéris : je puis être compté parmi ces patients. Je connais aussi des tuberculeux qui ont des cavernes cicatrisées dans les deux poumons depuis 2, 3 et 4 ans et qui n'ont jamais craché une goutte de sang. Mais je dois dire que je connais surtout des poitrinaires guéris qui avaient des lésions localisées dans le sommet d'un seul poumon: presque tous ont eu des crachements de sang : aussi j'ai l'habitude de dire à mes malades que je considère généralement l'hémoptysie comme un symptôme peu grave, quand il n'est pas accompagné d'une forte fièvre, quand il n'est pas le début d'une congestion étendue. Même lorsque les très fortes hémoptysies se répètent une dizaine de fois en un mois, comme cela m'est arrivé à Alger en 1875, il ne faut pas désespérer, et ce que j'ai observé sur moi, je l'ai observé sur plusieurs malades.

Le pronostic devient très grave, quand 3 ou 4 jours après le début de l'hémoptysie provenant des parties supérieures du thorax, des râles sous-crépitants fixes apparaissent à la base du poumon malade ou même des deux poumons. Peut-on dire que, dans ces cas, le sang provenant du sommet est tombé, avec des crachats remplis de bacilles tuberculeux, dans les bronches de la partie inférieure du poumon, et qu'il a déterminé par irritation locale une broncho-pneumonie tuberculeuse? Il est très possible que l'on puisse expliquer ainsi la vieille conception de la *phtisis ab hemoptoe*, de Morton. En tout cas je préfère cette explication à celle de Langerhans qui pense que les bacilles s'introduisent dans le sang à travers les parois des vaisseaux sanguins altérés et déterminent une tuberculose miliaire. Dans ce cas on ne voit pas pourquoi les bases des poumons seraient spécialement atteintes.

Les tuberculeux soumis au traitement à l'air et au repos, ont très rarement des crachements de sang. Cet accident est dû le plus souvent à des excès de marche, de chant, de danse, de veilles, de rapports sexuels, ou au séjour dans des pièces surchauffées surtout par le gaz. Oribase défendait déjà la promenade aux malades sujets aux crachements de sang; et comme il voulait leur éviter tous les efforts, il leur prescrivait de n'aller à la selle qu'à l'aide d'un lavement émollient. Les tuberculeux sujets aux hémoptysies ne doivent jamais fréquenter les femmes; et les femmes tuberculeuses doivent s'abstenir de toute excitation vénérienne.

J'ai vu un malade qui avait, tous les 10 à 15 jours, une hémoptysie, ne plus en avoir une seule dès qu'il cessa de faire des mouvements; on le portait de son lit à son fauteuil, de son fauteuil à sa petite voiture roulante : on l'habillait, on le rasait, il dictait ses lettres : on le traitait comme un individu paralysé des quatre membres. Il est maintenant complètement guéri.

J'ai conseillé à plusieurs phtisiques goutteux, qui crachaient le sang souvent et abondamment, de ne boire que du lait, de ne manger de la viande blanche ou du poisson qu'une fois par jour et de prendre aux autres repas des légumes. des œufs, des farineux et des pâtes, surtout de ne pas manger de viande rouge et de ne pas boire de liquides alcooliques; sous l'influence de cette alimentation, leurs hémoptysies cessaient. Walshe recommande aussi ce régime. Bien souvent j'ai vu les hémoptysies revenir quand les malades reprenaient trop vite l'usage de la viande crue, ou même s'ils faisaient trop tôt un repas copieux. Je permets à mes malades de manger de la viande et de se lever, seulement 3 jours après la disparition du sang dans les crachats.

Le meilleur remède contre l'hémoptysie, c'est l'*ergotine* : on peut la donner en potion, en pilules et surtout en injections sous-cutanées. L'ergotine du commerce peut être injectée sous la peau. à la dose d'un gramme 3 fois par jour. L'ergotinine de Tanret est un produit cristallisé dont un milligramme correspond à un gramme d'ergot de seigle ; on peut en injecter 4 à 5 milligrammes par jour en solution aqueuse. Il faut faire ces injections pendant le crachement de sang, et vers 5 heures du soir pendant les 3 ou 4 jours qui suivent la fin de l'hémoptysie. Les phtisiques porteurs de cavernes ne doivent pas dormir toute la nuit sans cracher, quand ils viennent d'avoir une hémoptysie ; ils doivent se réveiller toutes les 2 heures pour expulser leurs crachats, sinon ils auraient des quintes et une nouvelle hémoptysie.

Dès que le sang apparaît, le malade doit rester immobile et silencieux; il ne doit boire que des liquides froids et par très petites gorgées à la fois; il doit se faire, ou se faire faire une injection d'ergotine. Autant que possible, il ne devra pas mouvoir ses bras. En même temps on peut, si l'on veut, lui donner une cuillerée à café de gros sel de cuisine ou de jus de citron. Puis on usera de révulsifs variés : *sinapismes* sur les membres inférieurs ; ventouse de Junod sur les jambes ; ligatures des membres, selon l'antique méthode de Chrysippe, d'Erasistrate, d'Hérophile et de Galien. Walshe recommande les sangsues aux malléoles. Stoll prescrivait de petites et fréquentes saignées.

Au temps de Broussais, tous les médecins combattaient les hémoptysies « par des saignées portées à la limite de la possibilité ». Cependant Laënnec réprouve « les saignées trop abondantes ou trop répétées qui accélèrent évidemment la marche de la phtisie ». Taylor, en 1884, recommandait de placer des flanelles très chaudes sur les angles des côtes, le long du trajet des ganglions sympathiques. On a aussi proposé l'emploi du marteau de Mayor.

Une pratique très utile est l'application d'un morceau de *glace sur les testicules ou sur les grandes lèvres*. Elle m'a été indiquée par le professeur Gros, d'Alger, et m'a souvent très bien réussi. On ressent une oppression subite très pénible, mais très fugitive, et le sang s'arrête. Quand les crachements de sang se répètent, je prescris l'application de glace aux parties génitales externes 2 fois par jour; on maintient la glace au contact de la peau pendant environ 5 minutes. Je connais un malade qui a une telle confiance dans cette pratique que jamais il ne voyage sans une boîte de fer-blanc remplie de glace et de sciure de bois.

On a conseillé aussi l'application de la glace le long de l'épine dorsale, ou au niveau du cœur.

Le professeur Pribram, de Prague, a longuement discuté la pratique allemande qui consiste à maintenir de la *glace sur la poitrine*. Il pense que cette réfrigération peut provoquer une contraction des vaisseaux jusque dans les profondeurs du parenchyme pulmonaire ; mais il dit avec raison que dans les cas de tuberculose avancée, les vaisseaux sont relâchés et peu contractiles. Aussi ne conseille-t-il la glace sur la poitrine que dans la tuberculose au début. J'ai renoncé depuis longtemps à cette pratique.

Les médecins anglais provoquent une réfrigération rapide sur la poitrine par des pulvérisations d'éther ou de chloroforme.

Quand le malade tousse en crachant du sang, il faut lui donner de l'*opium* à haute dose, selon le précepte de Béhier. Je donne ordinairement la potion suivante à prendre en douze heures, par cuillerées à soupe toutes les 2 heures :

| | |
|---|---|
| Extrait thébaïque . . . . | 0 gr. 10 centigrammes. |
| Eau de Rabel . . . . . . | 4 gr. |
| Eau . . . . . . . . . . . . | 100 gr. |

On peut aussi faire une à trois injections de 1 centigramme de chlorhydrate de *morphine;* en général il est très bon de donner des opiacés jusqu'à la somnolence complète.

Les *boissons acides* sont toujours prescrites dans l'hémoptysie. Ont-elles véritablement la propriété d'augmenter la coagulabilité du sang? Je l'ignore : mais les acides facilitent la digestion et empêchent le développement des gaz qui compriment les organes thoraciques et augmentent la congestion du poumon. Les principales boissons acides sont : l'Eau de Rabel, contenant 1 partie d'acide sulfurique à 66° et 3 parties d'alcool à 90°; la liqueur de Haller qui contient 4 grammes d'alcool et d'acide sulfurique mélangés dans un litre d'eau; la limonade nitrique dont 1 litre renferme 2 grammes d'acide azotique; la limonade phosphorique qui contient 2 grammes d'acide phosphorique pour un litre d'eau. On peut sucrer ces liquides. On peut aussi donner de l'orangeade ou de la citronnade.

Les *vomitifs* ont été autrefois fort en honneur dans le traitement de l'hémoptysie. Trousseau a beaucoup insisté, après Baglivi et Stoll, sur l'emploi de l'ipéca. Il donne ce médicament à la dose de 4 grammes en 4 paquets administrés de 10 en 10 minutes. « Cette médication, dit-il, manque bien rarement son effet; cependant la première fois que l'on use de ce remède dans le traitement de l'hémoptysie, la main tremble. Nous sommes habitués à prescrire aux malades la tranquillité la plus grande ; nous leur recommandons le silence le plus absolu : nous leur demandons instamment de retenir le moindre effort de toux : c'est tout au plus si nous leur permettons de respirer, tant nous redoutons la congestion, même passive, des poumons, tant il nous semble périlleux de laisser faire le moindre effort, et voilà que nous donnons un médicament qui va produire des efforts de vomissement pendant lesquels le visage se gonfle, le sang s'arrête dans les veines qui apportent le sang aux oreillettes, et par conséquent remplit et distend les veines pulmonaires. Il semblerait que l'hémoptysie va reparaître avec une abondance bien plus grande, pourtant elle s'arrête, sinon toujours, au moins dans la presque universalité des cas : preuve nouvelle du peu de fond que nous devons faire sur les explications et les théories ; et au contraire de la valeur des faits empiriques sans lesquels la thérapeutique ne ferait rien. »

Le vomissement est un excellent moyen d'arrêter les hémoptysies, mais j'ai constaté souvent qu'il déprime trop le malade. Aussi j'emploie de préférence les injections d'ergotine, et la glace aux parties génitales externes. Cependant je prescris en 12 heures 3 doses de 40 centigrammes d'ipéca, quand après l'hémoptysie les malades n'expectorent pas leurs caillots et leurs crachats sanglants; par cette pratique j'ai bien souvent arrêté une fièvre qui était uniquement due à la rétention de l'expectoration. On peut arriver au même résultat en donnant 30 centigrammes de kermès. Peter rapporte qu'il a réussi à arrêter des hémoptysies abondantes et répétées à l'aide de la potion stibiée à dose rasorienne, c'est-à-dire composée de 30 centigrammes de tartre stibié pour 120 grammes de julep gommeux, administrée par cuillerée à soupe toutes les 2 heures, comme dans les cas de pneumonie. D'après Peter, l'hémoptysie s'arrêterait dès le premier jour, après les premières cuillerées, qu'il y ait ou non vomissement. Peter continue la potion encore deux jours, puis il la fait cesser. Germain Sée redoute les vomitifs et les nauséeux chez les hémoptoïques: il les accuse de reproduire l'hémoptysie et de pouvoir provoquer la mort par hémorrhagie. Je n'ai jamais vu ces craintes se réaliser.

La *digitale* a été prescrite par un certain nombre de médecins dans les hémoptysies abondantes et accompagnées de fièvre. Les uns l'ont conseillée parce qu'elle augmente la pression vasculaire ; les autres parce qu'elle la diminue. Mais il ne faut pas faire de théories en matière d'hémoptysie. Lorsque les tuberculeux ont des poussées fébriles et hémoptoïques, ils supportent très mal la digitale; mais si l'hémoptysie est à répétition et si elle est apyrétique ou accompagnée d'une petite fièvre, si le pouls est peu rapide et tendu, on pourra quelquefois donner avec succès 20 à 40 centigrammes de poudre de feuilles de digitale macérés pendant 12 heures dans un grand verre d'eau. On peut aussi donner en 12 heures six pilules contenant chacune :

| | |
|---|---|
| Poudre de feuilles de digitale. . . . | aa |
| Antifébrine . . . . . . . . . . . . . . | 0gr,06 |

Mais il faut savoir que la digitale et les nauséeux sont des médicaments difficiles à manier chez les phtisiques, qui ont toujours un cœur et des vaisseaux misérables, et dont la tension artérielle est notablement et constamment abaissée, comme l'a démontré récemment Marfan.

L'*acide gallique* et le *tanin* ont été ordonnés à haute dose par les médecins anglais; ils donnaient 1 gramme de cette substance toutes les heures jusqu'à cessation de l'hémoptysie.

Le *perchlorure de fer* a été souvent prescrit à l'intérieur; on verse 10 à 30 gouttes de la solution officinale à 30° dans un peu d'eau sucrée. C'est un remède moral, qui fait souvent mal à l'estomac. Quelques médecins ont prescrit avec succès des pulvérisations d'eau chargée de perchlorure de fer ; il est possible que l'on obtienne ainsi une action astringente locale. J'ai vu une fois le résultat malheureux d'une injection sous-cutanée de perchlorure de fer faite par une malade inattentive qui s'était trompée de bouteille et avait cru prendre une injection d'ergotine; elle eut une gangrène de toute la partie antérieure du bras, dont elle guérit du reste fort bien; je la revis en parfaite santé 3 ans après cet accident; elle ne toussait plus et n'avait plus de bacilles dans les crachats.

On a vanté en France, en Angleterre et en Italie les inhalations de *térébenthine;* on a ordonné des capsules contenant de l'essence de térébenthine; on a aussi conseillé l'eau de Brocchieri composée de copeaux de sapins ayant macéré dans l'eau. Germain Sée considère la *terpine* ou bihydrate de térébenthine, comme étant, avec la morphine, le véritable agent curateur de l'hémoptysie.

Chauvin et Jorissenne, de Liège, ont prétendu, en 1888, que les hémoptysies sont arrêtées par 5 à 15 centigrammes d'iodoforme.

Récemment Cruse a fait prendre chaque soir aux hémoptoïques 30 gouttes d'extrait fluide d'*hydrastis canadensis :* ce médicament supprimerait aussi les sueurs nocturnes.

Guinard croit avoir arrêté une hémoptysie très grave en appliquant un *vésicatoire sur la région du foie*.

A. Mathieu croit avoir guéri une hémoptysie récalcitrante en faisant absorber 150 grammes d'*eau-de-vie* par jour.

Mais il est une forme d'hémoptysie que rien ne peut arrêter, qui est fatalement mortelle en quelques jours, c'est celle qui résulte de la déchirure d'un petit vaisseau dans une cavernule ou dans le tissu pulmonaire ramolli. J'ai vu quatre fois de pareilles hémorrhagies, dont deux chez des diabétiques : chaque fois rien n'a pu les arrêter et les malades sont morts de broncho-pneumonie rapidement infectieuse. La gravité de ces broncho-pneumonies est causée par le mélange du sang avec des produits putrides accumulés dans les bronches par des paralysies vaso-motrices et par l'œdème pulmonaire qui accompagne l'infection. Trois fois j'ai assisté à des hémorrhagies mortelles en quelques minutes : il s'agissait alors de la rupture de gros vaisseaux devenus anévrismatiques dans des cavernes, comme dans les cas rapportés par Rühle, Damaschino, Liouville.

Les hémoptysies sont assez fréquentes chez les femmes tuberculeuses aux environs de l'époque de leurs règles. Le traitement de ces hémoptysies menstruelles est le même que celui des autres crachements de sang. Mais on peut facilement prévenir ces accidents.

Au moment des règles normales chez les femmes nerveuses il existe un état fluxionnaire local qui irrite les filets du grand sympathique du bas-ventre, produit par action réflexe une irritation du grand sympathique viscéral supérieur et consécutivement des paralysies vaso-motrices. qui peuvent engendrer, dans les organes lésés, des congestions à divers degrés.

Si les phénomènes congestifs de l'ovaire ne sont pas suivis d'hémorrhagie utérine, comme cela arrive chez les phtisiques qui perdent leurs règles, il se produira des phénomènes métastatiques ou réflexes qui congestionneront ou enflammeront les organes malades. Chez les phtisiques ce seront les parties tuberculeuses des poumons qui seront congestionnées à ce moment, et l'on verra survenir à leur niveau ou autour d'eux une congestion simple, ou une congestion hémorrhagique, ou enfin une poussée de broncho-pneumonie.

Sous l'influence de l'irritation des filets sympathiques de l'appareil utéro-ovarien, les petits vaisseaux pulmonaires se resserrent.

Ce resserrement expulse une plus grande quantité de sang du côté des veines pulmonaires, et ensuite augmente la pression sanguine dans l'artère pulmonaire, comme le démontrent les expériences de François Franck. Cet état de la circulation pulmonaire facilite la rupture des vaisseaux altérés par l'invasion du bacille tuberculeux. Cette disposition augmentera encore quand la masse du sang sera accrue par défaut d'hémorrhagie utérine.

En présence de ces faits physiologiques et cliniques sur lesquels j'ai longuement insisté en 1880, et qui ont été confirmés par un grand nombre d'auteurs, il faut toujours, pendant les 5 jours qui précèdent l'époque menstruelle des femmes tuberculeuses et nerveuses, leur ordonner : 1° le repos; 2° une révulsion locale consistant en une mouche de Milan sur le point malade; 3° une potion ainsi composée :

| | |
|---|---|
| Bromure de potassium . . . . . | 10 grammes. |
| Teinture alcoolique de digitale. | 50 gouttes. |
| Eau. . . . . . . . . . . . . . . . | 200 grammes. |

à prendre en cinq jours: deux grandes cuillerées à soupe par jour. Cette médication, pratiquée avant ou après l'époque menstruelle, fait baisser la température maxima de 2 à 4 dixièmes.

Chez les phtisiques qui n'ont pas d'écoulement menstruel par suite d'aménorrhée ou de ménopause, mais qui ont encore à ce moment des phénomènes congestifs locaux indiquant une ponte ovarienne, il faut user de la même médication préventive. Chez les aménorrhéiques il faut essayer de faire revenir les règles par l'apiol ou un mélange de rue, de sabine et de scammonée. Chez les tuberculeuses arrivées à la ménopause, on usera de la sinapisation des membres inférieurs et de purgatifs légers.

Ce traitement m'a donné les meilleurs résultats depuis 13 ans; j'ai publié, en 1880, un grand nombre d'observations de tuberculeuses guéries de leurs hémoptysies menstruelles. J'en citerai une seule nouvelle : une dame nerveuse de 45 ans a, au moment des règles, des crachements de sang en avril, mai et juin 1889. En novembre, elle a une hémorrhagie par l'anus. En janvier 1890, crachement de sang; en février, saignement de nez; en mars, pas de règles et crachement de sang à l'époque normale; en avril, crachement de sang au moment où devraient venir les règles qui arrivent quatre jours après. En mai 1890, elle suit le traitement que nous venons d'indiquer et le répète avant chaque époque menstruelle; depuis ce temps elle n'a pas eu d'accident imputable aux règles.

Je connais un certain nombre de femmes qui ont aussi un petit état congestif avec élévation de la température de 4 à 5 dixièmes de degré, les 11e, 12e et 13e jours après la fin des règles. Cette faible congestion intermenstruelle est facilement calmée par un demi-repos et 3 grammes de bromure de potassium.

Lorsque l'on ne soigne pas énergiquement les hémoptysies menstruelles chez les femmes très nerveuses et très débilitées, on peut, à la troisième ou quatrième époque, avoir une poussée fébrile avec broncho-pneumonie rapidement mortelle, comme j'en ai vu un cas tout récemment.

Souvent les femmes tuberculeuses crachent du sang quand elles ont des *rapports sexuels* pendant les 2 ou 3 jours qui précèdent les règles. Chez l'homme le coït, et même les excitations violentes non suivies d'effet, peuvent provoquer une hémoptysie ; j'en ai observé 3 cas et Walshe en signale un cas.

Les rapprochements sexuels ne doivent pas être totalement interdits aux hommes phtisiques ; mais il faut les leur doser très parcimonieusement. Quant aux femmes phtisiques, il faut les leur interdire formellement, car elles peuvent devenir grosses et elles sont alors presque fatalement vouées à une mort rapide. Pendant la *grossesse*, la tuberculose ne fait pas de progrès, mais après l'accouchement l'infection marche généralement avec une rapidité foudroyante. Quand une fausse couche survient avant le 5e mois, la maladie est moins aggravée; j'ai cependant constaté deux fois à ce moment le développement d'épanchements pleurétiques abondants, et après leur disparition, les lésions tuberculeuses se sont aggravées.

Après l'accouchement, l'*allaitement* est encore une cause d'affaiblissement; mais on doit surtout le défendre, malgré l'opinion de Morton et de Perroud, parce que le lait d'une tuberculeuse est un aliment peu nourrissant pour un enfant, et il est possible qu'il soit infectieux.

Fonssagrives a recommandé le *mariage* aux phtisiques, parce que le phtisique non marié n'est pas continent, et n'a pas « comme contrepoids la satiété, cette garantie de la modération qui existe dans l'état de mariage ». Je ne puis adopter cette opinion. En dehors du mariage, ce n'est pas l'excès des rapprochements sexuels qui fatigue le phtisique, puisqu'en général il n'habite pas constamment avec une femme, mais ce sont les soirées passées dans les lieux de plaisirs publics, les longues stations dans les cafés, les soupers, tous les plaisirs recherchés par les gens qui n'ont pas de foyer. Chez les phtisiques qui ont une femme, c'est, au contraire, l'abus des rapports sexuels qui est un danger. On ne sort pas le soir ; on mène une vie hygiénique, mais on est chaque jour sollicité au rapprochement; car la satiété n'arrive pas si vite et si souvent dans le mariage que Fonssagrives semble le croire. Aussi le mariage doit être formellement interdit à tout tuberculeux non guéri, car il peut le tuer et livrer à la contagion une femme et des enfants.

Lorsque le tuberculeux ou la tuberculeuse sont bien guéris depuis 5 ou 6 ans, ils peuvent se marier, s'ils ont des ressources suffisantes pour ne pas être obligés de trop travailler afin de faire vivre leur famille. Une ancienne tuberculeuse guérie aura assez de fatigue, dans la grossesse, sans avoir besoin d'allaiter; dans la surveillance du ménage et de l'élevage des enfants, sans avoir besoin de prendre part elle-même au ménage ou de porter les enfants. Un ancien tuberculeux devra avoir une femme qui ne le force pas à passer toutes ses soirées au bal, au théâtre, en parties fines ; il faut se coucher de bonne heure quand on a une tare. Les tuberculeux guéris et mariés doivent pouvoir mener la vie hygiénique, prudente, rationnelle qu'ils menaient avant leur mariage.

S'ils veulent suivre ces préceptes, ils auront de beaux enfants qui ne seront nullement tuberculeux, comme j'en ai plusieurs exemples dans mes relations personnelles. En effet, la tuberculose est très rarement héréditaire, ainsi que nous l'avons vu dans la première partie de ce livre. Du reste, si le corps ne renferme plus de bacilles, ces organismes ne peuvent passer ni dans la semence humaine, ni dans l'ovule, ni à travers le placenta dans les tissus du fœtus. Les tuberculeux guéris ne peuvent pas non plus contagionner leurs enfants après leur naissance, puisqu'ils n'ont plus de tubercules. Mais on ne devra pas oublier que les enfants, nés d'anciens phtisiques, sont délicats et qu'ils doivent avoir non seulement une bonne nourrice, et plus tard une bonne nourriture, mais qu'ils doivent vivre au grand air.

---

# CHAPITRE XXII

SOMMAIRE : Traitement de la toux, de l'expectoration difficile, de la dyspnée, des vomissements accompagnant la toux. — Traitement des troubles digestifs et de la diarrhée. — Traitement des douleurs. — Traitement des accidents méningitiques.

Quand le malade tousse pour cracher, et seulement pour cracher, c'est là une toux salutaire contre laquelle il faut bien se garder d'agir. Mais si le phtisique tousse une dizaine de fois, s'il a des quintes, s'il a une grosse toux coqueluchoïde, avant d'expulser péniblement un ou deux crachats, alors il faut agir. On peut déjà obtenir un bon résultat en faisant l'éducation du malade, en lui apprenant à ne pas tousser inutilement. Je me rappellerai toujours que, lorsque je déjeunai pour la première fois dans l'établissement de Falkenstein, je dis à la fin du repas à Dettweiler : « Mais il n'est pas possible que vos cent cinquante pensionnaires soient des phtisiques ; je n'ai pas entendu tousser 10 fois en trois quarts d'heures. » « Détrompez-vous, me répondit-il, j'apprends à mes malades à ne pas tousser, en leur disant cette simple phrase : quand vous avez une démangeaison en public, vous ne vous grattez pas. Eh bien! la toux sans crachats, c'est le grattage de la gorge qui démange. Ne vous grattez pas la gorge en public. » J'ai d'abord cru que Dettweiler exagérait. Je priai cependant mes malades de faire des essais et ils furent aussi étonnés que moi de voir que l'on peut le plus souvent *éviter la toux sèche*, si l'on veut bien mettre en œuvre toute sa volonté. On apprend à ne donner le coup de toux, que lorsque le crachat est prêt à être expulsé.

Le meilleur médicament contre la toux sèche des phtisiques c'est la *morphine*. On peut la donner en potion, pilules, cachets, ou injection sous-cutanée, à la dose de 1 à 3 centigrammes en 24 heures. Ces doses doivent être généralement absorbées le soir pour procurer une bonne nuit. Les phtisiques encore résistants peuvent même en absorber de plus fortes doses. Mais ceux qui sont arrivés à la dernière période ne supportent plus les opiacés. Deux fois j'ai vu des tuberculeux qui auraient dû vivre encore un ou deux mois. ne pas se réveiller après une injection de morphine faite le soir : on les a retrouvés, le lendemain matin, morts dans la position où ils étaient en s'endormant. L'année dernière j'ai vu une vieille dame qui venait de prendre 5 milligrammes de morphine en pilule ; elle asphyxiait, sa figure était bleue, sa poitrine était remplie de crachats qu'elle ne pouvait expectorer ; grâce à la respiration artificielle, à des flagellations et à une injection sous-cutanée d'éther, je la sortis de sa torpeur et elle se remit fort bien de cette alerte ; quinze jours après, 2 milligrammes de morphine faillirent encore l'asphyxier ; elle vécut ensuite pendant une quinzaine de jours. Ces faits montrent que lorsque les malades avancés demandent un calmant pour la toux, il faut toujours les prévenir du danger qui les menace.

On peut remplacer la morphine par l'*extrait thébaïque*, en potion ou en pilules à la dose de 5 à 10 centigrammes ; par le *laudanum* de Sydenham à la dose de dix à vingt gouttes. Une bonne potion contre la toux de la nuit est la suivante :

| | |
|---|---|
| Sirop de morphine. . . . . | àà. 25 grammes. |
| Eau de laurier-cerise . . . . | |
| Eau de fleur d'oranger. . . | |
| Sirop de Tolu. . . . . . . . . | |

dont on prendra une cuillerée à soupe en se couchant, et une au milieu de la nuit, si on se réveille en toussant.

Une autre potion goûtée des malades est ainsi formulée :

| | |
|---|---|
| Élixir pectoral du roi de Danemark. | 20 gr. |
| Bromure de potassium . . . . . . . . | 5 gr. |
| Eau . . . . . . . . . . . . . . . . . . . . . | 160 gr. |

en prendre une cuillerée à soupe une heure avant chacun des 3 repas. L'élixir pectoral du roi de Danemark, ou de Ringelmann, contient de l'angélique, de l'anis, du fenouil, du suc de réglisse, du carbonate de potasse et du sel ammoniac.

*L'eau chloroformée saturée* est aussi un bon calmant de la toux; elle est très employée depuis les essais cliniques de Lasègue et de de Beurmann.

Une bonne formule de pilule contre la toux coqueluchoïde est la suivante :

| | |
|---|---|
| Acide benzoïque . . . . . . . . . . . . . | aa |
| Térébenthine de Venise . . . . . . . . | 0gr,05 |

en prendre 6 par jour.

La toux nocturne est quelquefois calmée par 1 gramme de *sulfonal* ou 2 grammes d'hydrate de *chloral*. Lorsque les tuberculeux ont une toux sèche en se couchant ou en se levant il faut leur prescrire du *bromure de potassium* et du *sirop d'éther*.

Souvent les quintes de toux sont calmées

par l'ingestion de quelques gorgées de *lait très chaud*, ou de *lait glacé*.

En 1880, Landouzy a proposé un traitement très original de la toux quinteuse : c'est l'*injection sous-cutanée d'eau pure* dans la région sous-claviculaire ou cervicale, le plus près possible des points dans lesquels les malades accusent ces sensations de cuisson, de picotement, de fourmillements qui provoquent la toux. Par cette pratique il a le plus souvent obtenu d'excellents résultats.

Simpson et Cheesman ont prescrit chaque jour 6 à 10 centigrammes d'*oxalate de carmin* contre la toux quinteuse, et ils ont obtenu de nombreux succès.

La *terpine* ou bihydrate de térébenthine a été recommandée par Sée et par Lépine, contre la toux pénible qui précède l'expectoration, à la dose quotidienne de 30 à 60 centigrammes en potion ou en pilules. Cette substance rend l'expectoration facile et calme la toux sèche surtout chez les tuberculeux qui ont du catarrhe bronchique.

*Quand l'expectoration est difficile*, les phtisiques retirent les plus grands bénéfices des *inhalations d'eau chaude*, faites en respirant de la vapeur d'eau projetée par un inhalateur à vapeur ou sortant simplement d'une casserole placée au-dessus d'une lampe à alcool.

Cette pratique bien simple permet, au moment des accès de fièvre, l'expulsion facile de gros crachats qui asphyxiaient et empoisonnaient les malades. On peut ajouter un peu de glycérine à l'eau évaporée : plusieurs phtisiques m'ont dit que cette addition leur facilitait encore l'expectoration. L'addition de quelques gouttes de teinture de benjoin est très favorable quand il existe des ulcérations laryngées.

*Lorsque l'oppression accompagne la rétention des crachats*, il faudra joindre aux pulvérisations d'eau chaude les *inhalations d'oxygène*, et de temps en temps, au moment des grands accès, les inhalations de *pyridine*, ou d'*iodure d'éthyle*, ou de *nitrite d'amyle*, ou de poudre antiasthmatique. Il faut user avec grande précaution des injections de morphine dans ces circonstances, quand les phtisiques sont peu résistants. Les nauséeux, tels que le polygala et le kermès, n'ont aucune action favorable quand les malades n'ont pas de fièvre, et ils enlèvent l'appétit. En 1888, Murrell a ordonné aux phtisiques des inhalations d'une décoction d'ipécacuanha : je ne crois pas qu'elles agissent autrement que par leur vapeur d'eau.

*Lorsque la toux provoque des vomissements*, il faut donner les calmants immédiatement avant les repas, sous forme de 3 ou 4 gouttes de laudanum ou de gouttes anglaises, ou sous forme de pilules de 2 centigrammes d'extrait thébaïque. Après le repas il sera bon de donner tantôt une cuillerée à dessert de cognac. tantôt une cuillerée à soupe de la potion suivante :

| | |
|---|---|
| Acide chlorhydrique . . . . . . . . . | 1 gr. |
| Extrait thébaïque. . . . . . . . . . . | 0gr,05 |
| Eau . . . . . . . . . . . . . . . . . . . | 100 gr. |

Peter conseille de placer un petit vésicatoire au creux de l'estomac. Noël Guéneau de Mussy appliquait sur la même région un emplâtre composé de 2 parties de diachylon, 2 parties de thériaque. 1 partie d'extrait de belladone. Je me suis servi avec succès de l'emplâtre de diachylon mélangé avec du chlorhydrate de cocaïne. La cocaïne peut être aussi donnée à l'intérieur à la dose de 30 centigrammes en 3 doses avant les repas. Jaccoud a proposé les pulvérisations d'éther sur la région gastrique. Woillez conseillait de badigeonner l'arrière-gorge avec une solution de bromure de potassium. Bondet, de Lyon. ordonne les bromures avant les repas. Les injections de morphine font souvent merveille. Je n'ai eu aussi qu'à me louer de la potion suivante :

| | |
|---|---|
| Eau chloroformée à 10 pour 1000 . . | 100 gr. |
| Eau de fleur d'oranger . . . . . . . . . | aa |
| Sirop de morphine . . . . . . . . . . . | 50 gr. |

dont on prend une cuillerée à soupe avant chacun des 3 repas. Plusieurs fois j'ai fait cesser complètement les vomissements alimentaires en condamnant le malade pendant une quinzaine de jours au régime lacté exclusif.

Bouchard dit qu'il a rencontré la *dilatation de l'estomac* chez 75 à 80 pour 100 des phtisiques qu'il a examinés; et chez de tels malades il conseille le régime sec.

Très souvent les phtisiques ont cette *gastralgie nerveuse*, ou hyperchlorhydrie neurasthénique, fort bien étudiée par Hayem et par A. Mathieu; elle est le plus souvent accompagnée de constipation; cette gastralgie est très soulagée par la poudre suivante :

| | |
|---|---|
| Salicylate de bismuth. . . . . . . . . . | 0gr,60 |
| Bicarbonate de soude. . . . . . . . . . | 0gr,75 |
| Salol ou benzo-naphtol. . . . . . . . . | 0gr,35 |

pour 1 cachet; en prendre un avant chacun des 3 repas.

Il faut faire absorber une heure après la fin des repas une cuillerée à soupe de la potion suivante :

| | |
|---|---|
| Bromure de potassium . . . . . . . . | 10 gr. |
| Sirop d'éther. . . . . . . . . . . . . . . | 40 gr. |

| | |
|---|---|
| Eau de fleur d'oranger . . . . . . . . | 30 gr. |
| Eau . . . . . . . . . . . . . . . . . . . . . | 120 gr. |

On combat la constipation par une cuillerée à café de magnésie calcinée, 1 gramme de poudre de cascara sagrada, ou une cuillerée à café de poudre de réglisse composée à base de séné. Ce traitement fait disparaître ces sensations de plénitude si pénibles après les repas.

On obtiendra aussi d'excellents résultats dans les cas de *flatulence* du gros intestin, en prescrivant avant chaque repas un mélange de:

| | |
|---|---|
| Magnésie calcinée . . . . . . . . . . . . | 0gr,20 |
| Charbon lavé . . . . . . . . . . . . . . . | 0gr,20 |
| Craie lavée . . . . . . . . . . . . . . . . | 0gr,20 |

J'ai même vu plusieurs fois la fièvre disparaître, quand à une alimentation sévère, on ajoute l'usage de ces absorbants. Les flatulences sont très heureusement influencées par l'usage de la potion chlorhydrique prise une heure et demie après la fin des repas: les acides étaient déjà très recommandés par Trousseau dans le traitement de la dyspepsie des phtisiques. Il est certain que. selon l'avis de Peter. il est très bon de donner des alcalins sous forme de craie. de magnésie, de bicarbonate de soude, d'eau de Vichy avant les repas et de faire prendre des acides après les repas.

Aux phtisiques dyspeptiques il faut conseiller de prendre des boissons chaudes en mangeant : ils peuvent quelquefois terminer le repas par un verre à madère de vin de Champagne. Il faut supprimer de leur alimentation les sauces grasses, les sucreries, les pâtisseries, les fritures, les fruits crus sauf le raisin, les légumes verts sauf les asperges et les artichauts, les salades, le citron, les tomates. Quelquefois on sera obligé de défendre le beurre même dans la préparation des aliments; les légumes farineux seront pris seulement en purée. Certains phtisiques dyspeptiques ne peuvent absolument pas supporter le lait. Le fond de cette alimentation spéciale doit être la viande crue, les purées et les panades, les œufs préparés sans beurre. les fromages. les viandes rôties. bouillies, fumées ou grillées, les fruits cuits, le pain grillé. Quelques malades supportent fort bien le vinaigre, le poivre et la moutarde. La pepsine et la pancréatine aident souvent la digestion des phtisiques.

La perte de l'appétit. lorsqu'elle n'est pas liée à la fièvre, doit être d'abord combattue par la cessation absolue de tous les remèdes, même de ceux qui sont pris en lavements ou en injections sous-cutanées. On obtient aussi de bons résultats par les boissons glacées, l'usage momentané de la bière, la macération ou la décoction de quinquina, le jus de cresson à la dose de 100 à 150 grammes pris à jeun tous les matins : on peut aussi manger du cresson cuit comme des épinards. On peut encore réveiller l'appétit en faisant prendre avant chaque repas 12 gouttes du mélange suivant :

| | | |
|---|---|---|
| Teinture alcoolique | de noix vomique. | ãã 5 gr. |
| — | de badiane...... | |
| — | de gentiane.... . | |

La macération du quassia amara, les infusions de houblon, de thé, de café, d'anis étoilé, non sucrées, ont aussi de bons effets.

La dyspepsie est souvent causée par la fièvre et cesse avec elle.

Lorsque la *diarrhée* apparaît chez un phtisique, il doit immédiatement cesser l'usage du lait, de l'huile de foie de morue, de la viande crue, et du vin ou de la bière. Il se limitera aux œufs à la coque ou durs, au jambon et à la viande blanche râpés, aux panades, aux purées, aux gelées de viande en petite quantité, au riz et au macaroni. Il boira de l'eau et du cognac, et une ou deux petites tasses de thé. Quelque fois il pourra prendre une petite quantité de lait avec un dixième d'eau de chaux, ou, selon le conseil de Germain Sée, une dose de 1 à 5 grammes de chlorure de calcium en solution ou avec du sirop. Puis il absorbera en 24 heures la potion suivante :

| | |
|---|---|
| Sous-nitrate de bismuth.......... | 8 gr. |
| Extrait de ratanhia.................. } | ãã |
| Diascordium.......................... } | 4 gr. |
| Julep gommeux....................... | 180 gr. |

Il pourra aussi absorber ce mélange en deux lavements ingérés à 5 heures de distance.

En 1888, Debove a traité avec succès la diarrhée des phtisiques, en leur faisant absorber 100 à 200 grammes de poudre de talc ou silicate de magnésie mélangés à du lait ou à une boisson aromatique.

On peut aussi donner par jour 2 grammes de tanin, ou 2 grammes de salol, ou 3 grammes de benzo-naphtol en quatre doses.

Aran prescrivait des lavements de vin. On a proposé l'oxyde de zinc, à la dose quotidienne de 3 à 4 grammes : l'acide lactique à la dose quotidienne de 2 à 3 grammes en 24 heures, dissous dans 200 grammes d'eau : ou 10 à 12 gouttes de teinture de coto. Peter ordonne de placer des vésicatoires successifs sur le ventre, le long du trajet du côlon ou autour de l'ombilic.

Il ne faut pas supprimer trop rapidement la diarrhée des tuberculeux par une forte dose d'opiacés ou d'acide lactique; on maintient ainsi dans l'organisme une grande quantité de poisons élaborés par des fermentations normales ou anormales, ou par la prolifération des bacilles tuberculeux. Quand on commence à supprimer la diarrhée, il faut en même temps activer les excrétions qui se font par la peau, en l'excitant par des frictions. Pidoux avait parfaitement signalé ce fait: « Il n'est pas toujours prudent de supprimer la diarrhée des phtisiques. C'est souvent aux dépens de la poitrine que le flux intestinal s'arrête brusquement. La toux, la dyspnée deviennent alors plus intenses. » J'ai même vu une fois une jeune femme phtisique, encore assez résistante, mourir 3 jours après la cessation brusque d'une diarrhée très abondante. Il faut modérer la diarrhée, et ne pas la remplacer par la rétention des matières.

Lorsque la diarrhée est accompagnée de coliques très douloureuses, il est bon d'appliquer deux fois par jour sur le ventre la mixture suivante :

| | |
|---|---|
| Teinture d'iode . . . . . . . . . . . . . | ââ 15 gr. |
| Laudanum de Sydenham. . . . . . . | |
| Chloroforme. . . . . . . . . . . . . . . . | |

Lorsque les malades ont des *douleurs intercostales*, des points de côté, on pourra leur appliquer des ventouses, des sinapismes, des compresses échauffantes, des pointes de feu, des vésicatoires. On fera mieux encore en enduisant la partie malade de cérat laudanisé et en faisant absorber 3 grammes d'antipyrine, ou 1 gramme de phénacétine en 24 heures et en 4 doses. Les névralgies faciales si fréquentes chez les tuberculeux, seront traitées de la même façon.

Lorsque chez un phtisique on rencontrera une douleur de tête qui ne cessera pas par ce moyen, il faudra immédiatement craindre l'apparition d'une *méningite tuberculeuse*. J'ai vu, au début de ma carrière médicale, un cas que je n'oublierai jamais. Un de mes amis, très faiblement tuberculeux, est pris de névralgie fronto-occipitale très violente que rien ne peut soulager; quatre jours après, je trouve ce malade endormi sur son canapé; je ne puis le réveiller : en le secouant vigoureusement, j'arrive à lui faire ouvrir les yeux, mais il m'est impossible de lui faire articuler une parole. Grâce à un vésicatoire appliqué sur la nuque, à des frictions mercurielles faites sur les membres et à l'absorption d'iodure de potassium, la parole reparaît le lendemain matin. A ce moment le malade prend 30 grammes d'eau-de-vie allemande: après cette forte purgation, il se lève, mange, parle correctement, marche, fume un cigare et se repose tranquillement. Le délire reparaît la nuit; un deuxième vésicatoire est appliqué sur la nuque et l'état redevient excellent pendant 3 jours. Il ne conserve que deux mauvais symptômes: il est hébété en se réveillant et a des soubresauts des tendons pendant le sommeil. Subitement il a une hémiplégie faciale et de l'aphasie: puis arrivent le coma et la mort. Environ 10 ans après, j'ai vu chez une jeune femme, absolument guérie d'une ancienne tuberculose pulmonaire très bénigne, une méningite suivre la même marche insidieuse, et ne se signaler par aucun vomissement.

Chez une autre jeune femme, dont la méningite avait débuté par des vomissements, je fus contraint par la famille à tout essayer pour faire cesser des *cris hydrencéphaliques* d'une acuité atroce. Les injections de morphine et d'éther étant restées sans résultats, je fis une injection sous-cutanée de chloroforme sur la poitrine et les cris cessèrent immédiatemant: mais la convulsion laryngienne fut remplacée par une convulsion rythmique du bras gauche et de la face.

# CHAPITRE XXIII

SOMMAIRE : Chirurgie des phtisiques. — Faut-il opérer chez eux les fistules à l'anus et les autres tuberculoses locales ? — Traitement chirurgical du pneumothorax. — Traitement chirurgical des cavernes pulmonaires. — Résection des sommets des poumons tuberculeux.

Peut-on faire des *opérations sanglantes chez les tuberculeux ?* Cette question a été discutée par les plus grands chirurgiens dans le monde entier. Voici l'opinion générale actuelle : Les opérations faites selon toutes les règles de l'antisepsie la plus scrupuleuse. loin de généraliser la tuberculose, permettent au contraire au malade d'améliorer son état général, lorsqu'on le débarrasse d'une plaie ou d'une fistule suppurante. Mais les opérations les mieux faites ne sont pas exemptes de récidives, sur place et au loin. Aussi. malgré l'innocuité des opérations, les chirurgiens expérimentés n'aiment plus guère porter le bistouri dans les articulations, les os et les glandes tuberculeuses. Avant de recourir à la voie sanglante, ils traitent ces tuberculoses locales par les injections d'iodoforme, de naphtol camphré, de chlorure de zinc. Le naphtol camphré et le chlorure de zinc ne sont pas expérimentés depuis un temps assez long pour que l'opinion générale soit fixée à leur égard. Mais l'iodoforme a fait ses preuves en injections glycérinées, éthérées, huileuses. Les chirurgiens du monde entier emploient avec le plus grand succès cet agent médicamenteux. Tout récemment en Allemagne, après beaucoup d'autres chirurgiens, Arens, résumant la pratique hospitalière du professeur Trendelenburg, de Bonn, disait que les injections intraparenchymateuses d'huile iodoformée à 20 pour 100 sont toujours inoffensives, que dans la plupart des cas elles amènent une grande amélioration caractérisée par l'atténuation des douleurs et la restauration des fonctions articulaires, même chez les malades atteints de phtisie pulmonaire.

Les *fistules à l'anus* doivent être traitées aussi par les injections et les suppositoires iodoformés. Mais si ce traitement conservateur ne réussit pas, si la marche, le sommeil, les défécations sont gênés, il faut alors recourir au bistouri, quand les tuberculeux sont résistants ; et dans ces cas on obtient de très beaux résultats opératoires.

On obtient aussi un excellent effet sur

l'état général en supprimant les fistules anales.

Faut-il opérer le *pyopneumothorax* qui survient chez les phtisiques? Un grand nombre d'auteurs sont opposés à toute intervention. D'autres ponctionnent l'épanchement et font des lavages phéniqués, naphtolés ou mercuriels, mais sans résultats appréciables. Leyden, Guttmann à Berlin, Debove, Merklen, Richardière à Paris ont pratiqué avec succès l'opération de l'empyème chez des tuberculeux qui avaient, à la suite d'une perforation du poumon, un épanchement pleural formé de pus et d'air. Ces malades n'avaient pas des lésions très profondes, très étendues; et à la suite de l'opération faite antiseptiquement, on n'a observé aucune généralisation tuberculeuse, comme cela est arrivé à quelques praticiens qui n'opéraient pas avec une rigueur antiseptique absolue. A la suite de toutes ces opérations les malades ont conservé une fistule.

Dans les cas de *pneumothorax* simple, on a conseillé les ponctions successives. Potain a remplacé l'air de l'épanchement pleural par de l'air stérilisé, pensant que la compression d'un poumon tuberculeux pouvait empêcher les lésions spécifiques de progresser. Netter a pratiqué l'empyème sur un tuberculeux atteint de pneumothorax simple, et son malade a survécu pendant six mois.

Faut-il traiter chirurgicalement les *cavernes pulmonaires ?* Voici l'opinion toute récente de Reclus et Forgue : « Nous savons par les tableaux de True et par les communications ultérieures, que la mortalité opératoire est de 40 pour 100 environ ; nous n'ignorons pas que l'amélioration obtenue n'a été que fugitive et purement symptomatique. Et nous concluons à l'abstention opératoire en matière de cavernes tuberculeuses. True estime qu'on pourrait intervenir chez un malade d'état général encore bon, dans le cas d'une excavation constituant la lésion essentielle avec des symptômes de rétention cavitaire. Ce cas hypothétique peut-il devenir clinique ? Nous en doutons : cette forme limitée caverneuse et ces conditions opératoires sont exceptionnelles : autour de la caverne, le poumon est le plus souvent envahi : d'avance la partie est perdue. »

En 1845, Hartings et Stockes ont ponctionné une caverne et y ont inséré un tube. En 1873, Wilhelm Koch, puis Mosler ont ouvert largement des cavernes ; ils lavaient les cavités débridées avec de la teinture d'iode, du permanganate de potasse, de l'acide phénique, et laissaient dans l'intérieur une canule à demeure qui servait à l'écoulement des liquides putrides et à l'introduction des solutions désinfectantes. Mosler, de Greifswald, trouva un grand nombre d'imitateurs, mais c'est seulement pendant ces dernières années que l'on a obtenu de bons résultats pratiques. En 1891, Kurz raconte qu'il a pénétré dans une caverne par une incision faite avec le thermocautère dans le deuxième espace intercostal ; il fit le drainage de la cavité avec un tube d'argent, par lequel il pratiquait des insufflations de poudre d'iodoforme. Cette caverne fut guérie en quatre mois ; mais, deux ans plus tard, le malade succomba à une tuberculose généralisée. Casselli, de Gênes, a aussi ouvert une caverne avec le thermocautère : il a suturé le poumon à la paroi thoracique et bourré la cavité de gaze antiseptique, le pansement était changé deux fois par jour. Au récent Congrès de la tuberculose, Poirier et Jonesco ont décrit un procédé d'ouverture des cavernes avec lequel ils ont obtenu 4 guérisons, 15 améliorations de l'état général et local, 10 résultats négatifs. L'incision faite au thermocautère part du milieu du sternum à 4 centimètres au-dessous de l'interligne sternoclaviculaire. Cette incision suit le premier espace intercostal sur une longueur de 9 centimètres ; on divise la peau.

le tissu cellulaire sous-cutané; on aperçoit le grand pectoral dont on agrandit un interstice avec la sonde cannelée; dans la partie moyenne de cet interstice on incise les muscles intercostaux et on met à nu la plèvre pariétale. S'il existe des adhérences pleurales, s'il est impossible d'apercevoir le poumon à travers les feuillets de la plèvre épaissie, on ouvre largement la caverne pulmonaire avec le thermocautère que l'on dirige un peu en arrière et en haut, parallèlement à la face inférieure de la première côte. S'il n'y a pas d'adhérences, on provoquera lentement leur formation, ou bien on suturera les deux plèvres et on achèvera immédiatement l'opération.

La *résection d'une portion de poumon tuberculeux* ou pneumectomie est ainsi jugée par Reclus et Forgue: « La pneumectomie restera, sauf pour quelques néoplasmes superficiels du poumon, une curiosité de laboratoire. Les expériences montrent que les lapins et les chiens supportent bien une résection pulmonaire; tant mieux pour ces animaux. Mais la triste aventure de Block qui, après une pneumectomie mortelle, se suicida pour éviter une poursuite judiciaire; la mort des deux tuberculeux de Krœnlein, celle des deux opérés de Ruggi, prouvent qu'il est peu conforme à la chirurgie raisonnable de réséquer des poumons humains et de passer du lapin à l'homme. » Dans tous les cas visés par Reclus et Forgue on réséquait des côtes. Il n'en est plus de même dans les cas suivants où le sommet du poumon était attiré au dehors à travers un espace intercostal.

Tuffier fit, le 5 mai 1891, à l'hôpital Beaujon, une opération de résection du sommet du poumon droit chez un malade dont la tuberculose débutante était localisée à ce niveau. J'ai ausculté son opéré récemment et je puis affirmer que si je n'avais pas été prévenu, je n'aurais jamais pu savoir qu'on lui avait enlevé une partie du poumon. Son état général était excellent. Ce résultat est extrêmement encourageant. Peut-être pourra-t-on, dans quelques cas, extirper une lésion nettement limitée, mettre les malades dans des conditions hygiéniques parfaites, et les empêcher de refaire des tubercules. Mais il ne faudra pas tenter cette opération chez les phtisiques ayant des adhérences pleurales, manifestées par une matité diffuse. J'ai assisté à une tentative de pneumectomie faite l'été dernier par Tuffier chez un tel malade: il n'a pu attirer le sommet du poumon au dehors: l'opération a du reste été inoffensive. C'est vraiment un spectacle impressionnant que de voir un chirurgien habile manipuler un poumon sur un homme vivant chloroformé, sans provoquer d'autre accident qu'un peu de toux et d'expectoration mousseuse. Du reste voici le récit de la première opération de Tuffier, racontée par lui-même à la Société de chirurgie :

« Toutes les précautions de rigoureuse asepsie étant réalisées, le malade étant chloroformé, je fais porter à faux l'épaule du côté opéré en plaçant un coussin étroit en long sous l'échine. Le creux sous-claviculaire est ainsi diminué de profondeur. Puis je reconnais le *deuxième espace intercostal* que je choisis à cause de son siège et de ses dimensions, je fait une incision parallèle à cet espace et aboutissant à 2 centimètres du sternum au niveau de la mammaire interne. Le grand pectoral, puis les deux intercostaux incisés, je vous ai fait voir à travers la plèvre les aréoles pulmonaires. Alors commence le travail délicat de *décollement de cette plèvre pariétale*. En dehors et en haut la libération est facile, en dedans au contraire vous avez vu qu'à un moment donné la séreuse a cédé, un léger sifflement nous a indiqué que quelques centimètres cubes d'air entraient dans la séreuse, j'ai appliqué le doigt, puis un tampon de gaze iodoformée sur la perforation et il n'y a eu aucun incident. Le décollement opéré, j'ai nettement senti l'induration du sommet de l'organe et j'ai pu préciser son étendue.

« Passant ensuite mon doigt derrière le sommet du poumon, j'ai pris l'organe avec une pince spéciale qui ménage la friabilité du tissu, et je l'ai amené au dehors, déchirant ainsi la plèvre pariétale qui faisait collerette autour du poumon. Il n'y avait pas trace d'adhérence entre les deux feuillets de la séreuse ; là nous avons pu examiner à loisir les lésions. La couche corticale la plus superficielle était saine. Au-dessous, nous sentions nettement l'induration pulmonaire, ferme au centre, légèrement granuleuse à sa périphérie, le tout présentant le volume d'une grosse noisette ; les moindres détails de cette induration sont perceptibles à un degré dont l'examen que nous faisons généralement sur le cadavre ne peut donner une idée. J'ai ensuite passé au-dessous de ma pince un fil de soie plate qui m'a permis de faire une ligature en chaîne à 5 centimères au-dessous du sommet et à 2 centimètres au delà de la zone infiltrée : la ligature serrée, j'ai fixé le pédicule au périoste de la face interne de la deuxième côte en le suturant bien exactement, afin de ne pas avoir de pneumothorax.

Puis j'ai refermé bord à bord les muscles intercostaux et les fibres du grand pectoral par trois plans de sutures perdues au catgut; j'ai suturé de même le muscle grand pectoral puis la peau au crin de Florence. Un pansement iodoformé et ouaté a été posé. Pendant toute l'opération, qui a duré trente-cinq minutes, chloroforme compris, la respiration et la circulation n'ont pas été troublées un seul instant.

« Les suites ont été aussi bénignes qu'on peut le désirer, la température n'a pas dépassé 37° 5: il n'y a eu aucune réaction locale ou générale; le malade n'a pas toussé. Au sixième jour, j'ai enlevé le pansement et les crins ; nous en avons profité pour ausculter le malade, ce qui, jusqu'alors, était impossible à cause du pansement. La respiration s'étendait dans toute l'étendue du poumon, depuis la fosse sus-épineuse jusqu'à la base, sans aucun bruit anormal, sans souffle, sans frottement, sans aucun signe d'épanchement pleural. Toutefois, le murmure vésiculaire est légèrement affaibli dans toute l'étendue du poumon, comme cela se rencontre dans les cas d'affections douloureuses du thorax, où le malade immobilise partiellement sa cage thoracique. Le pansement est supprimé au neuvième jour. »

# CHAPITRE XXIV

RÉSUMÉ : Principales règles du traitement de la phtisie commune non fébrile; de la phtisie fibreuse; de la phtisie commune accompagnée d'hémoptysies et de congestions fébriles temporaires; de la phtisie accompagnée de fièvre quotidienne; du phtisique en état d'hémoptysie; des phtisiques diabétiques ou goutteux.

Le médecin des phtisiques, s'il veut les guérir, ne doit pas être un médecin aimable, cherchant à plaire aux malades ou à leur famille. Il doit être sévère, mais encourageant. Ses prescriptions seront nettes, précises et montreront qu'il s'agit d'une maladie longue, mais curable. Il doit ne rien laisser à l'initiative des parents et des patients. Il fera adopter aux tuberculeux une méthode de traitement simple, puisqu'elle exclut tous les plaisirs fatigants; précise, puisqu'elle règle l'emploi de toutes les heures de la journée; régulière, puisqu'elle ne permet aucun écart de régime; agréable, puisqu'elle supprime la claustration et ordonne la vie au grand air; encourageante, car elle permet au malade de suivre les progrès de son amélioration. Cette méthode se résume en trois points : 1° une vie méthodique; 2° le séjour au grand air sans fatigue; 3° une alimentation réconfortante. Le médecin devra employer toutes les ressources de son jugement et de son ingéniosité à faire comprendre aux phtisiques qu'en dehors de ces règles il n'y a pas de salut; s'il n'atteint pas ce but, il livrera le malheureux tuberculeux aux prôneurs de panacées, c'est-à-dire à une mort certaine.

La même méthode générale est applicable au traitement de tous les phtisiques; mais, selon les différents cas, quelques indications spéciales varient; aussi résumerons-nous les prescriptions à faire à quelques types de tuberculeux.

1°. — *Traitement d'un phtisique atteint de phtisie commune et n'ayant eu ni poussées fébriles ni hémoptysies.*

Quitter le séjour des villes et toute occupation; aller habiter dans une campagne non humide et peu travailler. Marcher trois heures par jour en deux fois (mettre des sabots quand la terre est humide); pendant les heures de repos, rester étendu et bien couvert dans sa chambre avec la fenêtre ouverte, quand le temps est beau. Ne jamais sortir après le coucher du soleil. Se mettre au lit à 10 heures, se lever à 8 heures.

Manger chaque jour 4 œufs, 600 grammes de viande crue ou cuite. 100 grammes de beurre, fromage, lard, crème, 300 grammes de pain, 200 grammes de féculents, un litre et demi de bière ou de cidre, un demi-litre de lait, 30 grammes d'eau-de-vie. Ajouter à ce régime 5 cuillerées à soupe d'huile de foie de morue, prises aux heures qui seront les plus agréables.

Frictionner tous les jours le corps avec de l'alcool ou de l'essence de térébenthine.

Suivre ce régime jusqu'à la disparition complète des crachats. Puis après, prendre une profession qui permettra de vivre au grand air pendant la plus grande partie de la journée.

2°. — *Traitement de la phtisie fibreuse.*

Révulsifs tous les 5 ou 6 jours ; bains d'air comprimé ; pas de médicaments ; surtout pas de créosote et pas de tannin.

3°. — *Traitement d'un phtisique atteint de phtisie commune, ayant eu des crachements de sang et des poussées tuberculeuses fébriles, mais étant momentanément apyrétique.*

Quitter le séjour des villes. Passer l'hiver

dans le Midi et l'été dans les montagnes situées entre 500 et 1,200 mètres d'altitude. Ne marcher qu'une heure le matin et une heure l'après-midi aux heures où il ne fait ni trop de vent ni trop chaud. Ne pas faire d'ascensions; rester étendu dehors, bien couvert, à l'abri du vent et du soleil, quand la température extérieure n'est pas au-dessous de 6° et n'est pas au-dessus de 20°. Pendant le reste de la journée, rester étendu dans la chambre avec la fenêtre ouverte, sauf au moment du coucher du soleil, où la fenêtre doit être fermée. Avoir une ombrelle épaisse au soleil ; ne pas s'asseoir dehors ; être peu couvert en marchant et très couvert au repos. Si le malade est sujet aux hémoptysies, il doit séjourner à Cannes, Grasse, Amélie-les-Bains, Pise, et éviter Menton, Alger et le Caire.

Mettre tous les dix jours une mouche de Milan sur le ou les points malades. Faire chaque jour une friction sur tout le corps avec l'essence de térébenthine.

Ne jamais dîner en ville, ne pas aller en soirée, au théâtre, au Casino : ne pas vivre de la vie du monde. Cesser toute occupation et tâcher d'éviter toute préoccupation. Le médecin et la famille devront répéter souvent au malade que la moindre imprudence, que la moindre fatigue proquera une rechute.

Commencer progressivement l'usage de l'huile de foie de morue : en prendre de une à huit cuillerées à soupe par jour, si c'est possible ; mais renoncer à l'usage de cette huile, si son absorption détermine la diarrhée, enlève l'appétit, ou si elle passe dans les garde-robes sans être absorbée. La remplacer par 200 grammes de poudre de viande ou de viande crue ou un litre de lait phosphaté.

Pendant quinze jours par mois prendre par la bouche ou par l'anus 30, puis 40, puis 60 centigrammes de créosote ou de gaïacol. Quand la créosote ou le gaïacol sont mal supportés, faire ingérer 25 à 50 centigrammes de térébenthine de Venise en pilules, ou 40 centigrammes de tannin ; ou 5 milligrammes d'arséniate de soude, si les fonctions digestives sont en bon état.

Le malade doit prendre sa température axillaire ou buccale deux fois par jour, à 8 heures du matin et à 5 heures du soir. S'il y a entre ces deux températures un écart dépassant 7 dixièmes ou si le maximum dépasse 37°6, cesser la marche et faire appeler le médecin, afin de voir si une nouvelle poussée tuberculeuse se prépare.

Se peser tous les mois.

Les femmes, cinq jours avant le moment de leurs règles, devront prendre quotidiennement 10 gouttes de teinture de digitale et un ou deux grammes de bromure de potassium ; elles devront s'appliquer une mouche de Milan sur le point le plus lésé.

### 4°. — *Traitement du phtisique au moment de la fonte tuberculeuse et de la formation des cavernes.*

Trois fois par jour, mettre une cuillerée à café du liquide suivant,

| | |
|---|---|
| Essence de cannelle. . . . . . } | à à |
| Thymol . . . . . . . . . . . . . } | |
| Menthol . . . . . . . . . . . . . } | 1 gramme. |
| Camphre. . . . . . . . . . . . . } | |
| Gaïacol . . . . . . . . . . . . . | 2 grammes. |
| Alcool . . . . . . . . . . . . . . | 100 — |

dans une petite casserole remplie d'eau et évaporer ce mélange dans la chambre.

Révulsion tous les dix jours.

Au moment de la réparation des lésions. choisir entre : tannin, phosphates, viande crue, huile de foie de morue, alcool et hydrothérapie.

### 5°. — *Traitement du phtisique qui a la fièvre quotidienne.*

Si le phtisique a une fièvre continue, sans rémission : repos au lit ou sur une chaise longue, ouvrir la fenêtre si le temps est beau: potion alcoolique, 100 grammes de viande crue, 3 cuillerées à soupe de gelée; lait, vin blanc et champagne à volonté. — Pas de médicaments, pas de révulsifs. Ne pas se déplacer, ne pas changer de résidence.

Si la fièvre commence vers 10 heures du matin et finit à 9 heures du soir, rester étendu sans marcher; prendre 25 centigrammes d'antifébrine à 10 heures du matin, à midi, à 4 heures et à 8 heures du soir. Prendre, une heure après chaque cachet d'antifébrine, un petit repas composé de viande crue ou cuite, de poissons ou d'œufs, de cognac, de vin blanc ou de lait.

Si la fièvre ne commence qu'à une heure et finit à 8 heures du soir, marcher une demi-heure le matin, avant le déjeuner de midi. Prendre 25 centigrammes d'antifébrine à midi, 3 heures et 6 heures. Absorber 200 grammes de viande crue ou de poudre de viande: aux repas, viande et poisson, peu de pain, très peu de farineux, pas de corps gras. Lait, cognac, vin blanc.

Si la fièvre ne commence qu'à 3 heures et finit à 7 heures, marcher pendant une heure, avant midi; prendre 25 centigrammes d'antifébrine à 2 heures 1/2 et à 5 heures 1/2; absorber 300 grammes de viande crue ou de poudre de viande; alimentation variée, mais pas de corps gras.

Si la fièvre ne se manifeste guère que de 3 heures à 6 heures et ne dépasse pas 38°2, prendre un cachet d'antifébrine à 6 heures 1/2 et se coucher à 9 heures du soir; marcher pendant une heure, avant midi, et, pendant une demi-heure avant 2 heures. On pourra ajouter des corps gras aux aliments prescrits ci-dessus, et on absorbera 2 à 4 cuillerées à soupe d'huile de foie de morue.

Ces malades devront placer tous les dix jours une mouche de Milan sur le point le plus lésé; se faire frictionner le corps avec l'alcool ou l'essence de térébenthine; vivre couchés dehors, ou dans leur chambre avec la fenêtre ouverte pendant tout le temps qui n'est pas consacré à la marche ou aux repas. Pendant 15 jours par mois, prendre 30 à 60 centigrammes de créosote ou 40 à 80 centigrammes de tannin; mais il ne faudra pas s'obstiner, si ces médicaments ne sont pas bien tolérés. Ces tuberculeux devront passer l'hiver sur la Riviera et l'été dans les montagnes situées au-dessous de 1,000 mètres. Ils devront éviter Alger et le Caire, s'ils sont sujets aux hémoptysies.

### 6°. *Traitement du phtisique qui a une hémoptysie.*

Silence; repos absolu; lait et bouillon froid par verre à madère, toutes les heures; toutes les demi-heures une cuillerée à soupe de limonade au citron; boire en vingt-quatre heures une potion contenant 10 centigrammes d'extrait thébaïque et 4 grammes d'eau de Rabel. Injection sous-cutanée d'un gramme d'ergotine, une ou deux fois dans vingt-quatre heures; glace sur les testicules.

### 7°. *Traitement d'un phtisique diabétique.*

Régime antidiabétique carné et gras. Pas de révulsifs. Six cuillerées à soupe d'huile de foie de morue. Frictions irritantes sur la peau, si le malade est un ancien eczémateux. Créosote ou gaïacol, alternant avec le phosphate de chaux parce que les diabétiques perdent beaucoup de phosphates par les urines. Insister sur la marche, s'il n'y a pas de fièvre.

### 8°. *Traitement d'un phtisique goutteux.*

Pas de viande rouge, pas de vin, pas de liqueurs. Promenades à pied, en bateau ou en voiture. Révulsifs. Huile de foie de morue et régime gras. Phosphate de chaux, 2 à 3 grammes par jour, alternants avec 3 à

6 milligrammes d'arséniate de soude; pas de créosote, pas de tanin.

Telles sont, à grands traits, les principales indications du traitement des tuberculeux. En les étudiant, on verra que la nouvelle conception microbienne de la tuberculose ne nous a pas fait oublier la médecine traditionnelle. Comme nos aînés et nos maîtres, nous devons continuer à observer les réactions individuelles en présence des agents virulents; ne pas oublier qu'à côté des maladies, il y a des malades qui moulent la matière morbide selon leurs dispositions héréditaires ou acquises, et savoir que, s'il ne suffit pas d'un microbe pour faire un tuberculeux, il ne suffira pas d'une thérapeutique antimicrobienne, de la tuberculine, du cantharidate de potasse, du sérum de chèvre, des injections ou des lavements de créosote à haute dose, des inhalations d'ozone pour détruire la tuberculose.

J'espère avoir formulé, aussi nettement que possible, les idées qui doivent diriger le médecin et le malade dans la réglementation de la cure de la phtisie pulmonaire. J'espère aussi avoir rendu justice à tous les médecins qui ont contribué au perfectionnement de cette cure. Je serai heureux, si j'ai pu combattre avec succès les prétentions des traitements spécifiques qui font luire devant le malade le fallacieux espoir d'une guérison rapide, et si j'ai pu convaincre mes lecteurs de la possibilité, mais de la longueur de la guérison de la tuberculose des poumons par un traitement hygiénique sévèrement et scrupuleusement suivi pendant de longues années. Tel est aujourd'hui, à mon avis, le dernier mot de la science et de la pratique. Demain, changera peut-être tout cela, car nous devons répéter avec Littré : « Notre temps présent deviendra à son tour le passé : et il arrivera une époque où toute notre science paraîtra petite. Ce que Sénèque a dit de son siècle, nous pouvons le répéter du nôtre : la postérité s'étonnera que nous ayons ignoré tant de choses. Le bruit des renommées ira en s'affaiblissant par la distance du temps, comme le son baisse et s'anéantit par la distance de l'espace. Nos volumes, tout grossis par la science contemporaine, se réduiront à quelques lignes durables qui iront former le fond des livres nouveaux. »

---

# TABLE DES MATIÈRES

## TROISIÈME PARTIE

### TRAITEMENT HYGIÉNIQUE DE LA PHTISIE PULMONAIRE

#### Chapitre XVI



#### Chapitre XVII

### Chapitre XVIII



### Chapitre XIX



## QUATRIÈME PARTIE

### TRAITEMENT DES ACCIDENTS ET COMPLICATIONS DE LA PHTISIE PULMONAIRE

### Chapitre XX

Chapitre XXI



Chapitre XXII



Chapitre XXIII



Chapitre XXIV

FIN

SCEAUX. IMP. CHARAIRE ET Cie.

www.ingramcontent.com/pod-product-compliance
Ingram Content Group UK Ltd.
Pitfield, Milton Keynes, MK11 3LW, UK
UKHW022008170726
13837UKWH00001B/60

9 782329 480800